Diabetes mellitus:

Fußfibel

R. Zick
K. E. Brockhaus

Die Deutsche Bibliothek - CIP-Einheitsaufnahme

Zick, Reinhard:
Diabetes mellitus: Fußfibel : [Leitfaden für Hausärzte] / R. Zick ; K.
E. Brockhaus. - Mainz : Kirchheim, 1999
ISBN 3-87409-285-2

Prof. Dr. med. Reinhard Zick
Chefarzt der Medizinischen Klinik,
Fachbereich Gastroenterologie, Endokrinologie
und Diabetologie am
St. Bonifatius-Hospital, Wilhelmstraße 13,
49808 Lingen

Karl-Ernst Brockhaus
Asssistenzarzt im
Fachbereich Gastroenterologie, Endokrinologie
und Diabetologie am
St. Bonifatius-Hospital, Wilhelmstraße 13,
49808 Lingen

Dank gilt den Mitarbeitern - auch den ehemaligen - unserer Abteilung, der Geschäftsleitung und dem Kuratorium des St. Bonifatius Hospitals, sowie den vielen Patienten, ohne deren Hilfe und Unterstützung die Fußfibel nicht hätte entstehen können.

Die Fußfibel ist erfrischend pragmatisch, zugleich stimulierend auch für den erfahrenen Diabetologen.

Das diabetische Fuß-Syndrom führt nicht primär zu einem letalen Ausgang eines Diabetes mellitus, wohl aber reduziert es bei unzureichender Behandlung die Lebensqualität des Patienten.

R. Zick und sein Mitarbeiter K. E. Brockhaus haben einen knappen Text geschrieben mit guten Abbildungen. Damit haben Experten auch dem Hausarzt eine Anleitung gegeben, seine Patienten mit Diabetes mellitus sorgfältig zu untersuchen und ggf. allein oder in Zusammenarbeit mit fußerfahrenen Diabetologen den Patienten vor einer Amputation aber auch vor einem langen Probieren von ungeeigneten Therapien zu bewahren.

Wir wünschen der Fußfibel viele aufmerksame Leser, die das dargestellte Konzept ab morgen realisieren.

Hannover, im Herbst 1998
H. J. Mitzkat

„Eigentlich bin ich anders,
nur komm ich so selten dazu"

Eigentlich wissen wir alle, daß Fußprobleme bei Diabetikern auch weiterhin das Stiefkind in der ärztlichen Versorgung darstellen.

Eigentlich nehmen wir uns jeden Tag neu vor, dieses zu ändern.

Aber da ist dann noch der Hausbesuch von Frau Schmidt, das Gutachten für Herrn Müller für das Versorgungsamt.... aber am Wochenende lesen wir dann alle eines der Standardwerke zum diabetischen Fuß und am Montag wird sich alles ändern.

Und ... in Deutschland gibt es noch zu viele ungelesene Fachbücher am Montag.

Ziel der vorliegenden Fußfibel soll es sein, die Wochenenden für den praktizierenden Arzt weiterhin frei zu halten und ihm in „überschaubarer Kürze" im und für den Alltag mitzuteilen, was die Autoren zum praktischen Vorgehen bei diabetesspezifischen Fußproblemen für wesentlich erachten.

Zu danken ist Herrn Ickrath vom Kirchheim Verlag, daß er sich für die Idee der Fußfibel gewinnen ließ und uns bei der Umsetzung jederzeit großzügig unterstützte.

Lingen, im Herbst 1998 Die Autoren

2. Grundlagen

Die diabetischen Spätfolgen am Fuß sind häufig, folgenschwer und kostenintensiv.

Bei jedem 5. Diabetiker stellen sich als Folge seiner Grunderkrankung Fußprobleme ein. Ein Viertel der Gesamtkosten für die stationäre Betreuung von Diabetikern und die Hälfte aller bei ihnen anfallenden Krankenhaustage entfallen auf die Behandlung von Fußproblemen.

In Deutschland werden noch jährlich mehr als 25.000 Diabetiker an einer unteren Extremität amputiert; das entspricht in etwa der Hälfte der Einwohnerzahl der Stadt der Autoren: Lingen an der Ems. Mehr als die Hälfte der Patienten mit einer Major-Amputation versterben innerhalb des ersten Jahres nach dem operativen Eingriff. Diese Daten gewinnen insbesondere dadurch Brisanz, daß nahezu jede zweite Amputation durch strukturierte Schulung zu vermeiden wäre.

Abb. 1: Historisches Rathaus der Stadt Lingen (Ems)

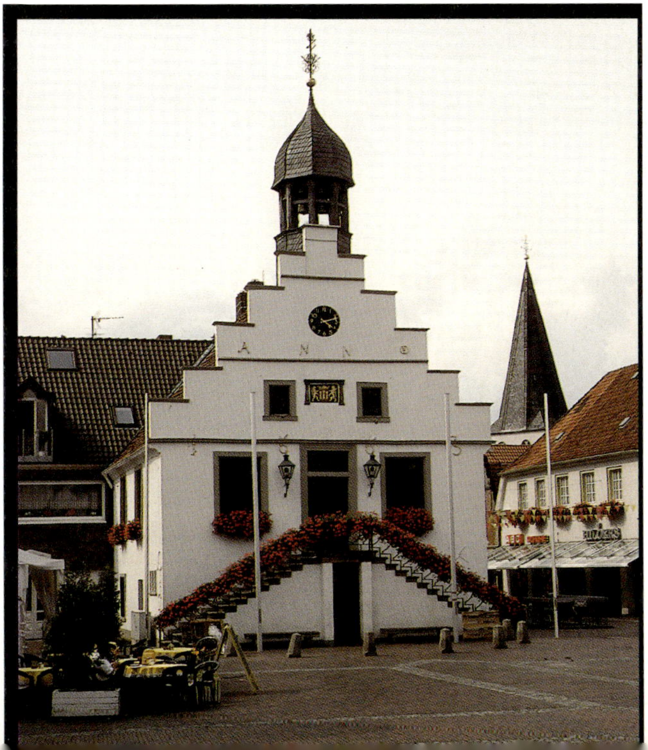

2.2. Zuordnung von Fußläsionen

In den zurückliegenden Jahren hat es sich aus diagnostisch-therapeutischen und prognostischen Überlegungen heraus - einem Vorschlag von ARLT folgend - bewährt, Patienten mit diabetischen Fußläsionen drei Gruppen zuzuordnen:

Typ A: Diabetiker mit alleiniger arterieller Verschlußkrankheit (etwa 25% des Gesamtkollektivs)

Typ B: Diabetiker mit alleiniger diabetischer Polyneuropathie (etwa 45% des Gesamtkollektivs)

Typ C: Diabetiker mit einer Kombination beider Krankheitsbilder (etwa 30% des Gesamtkollektivs).

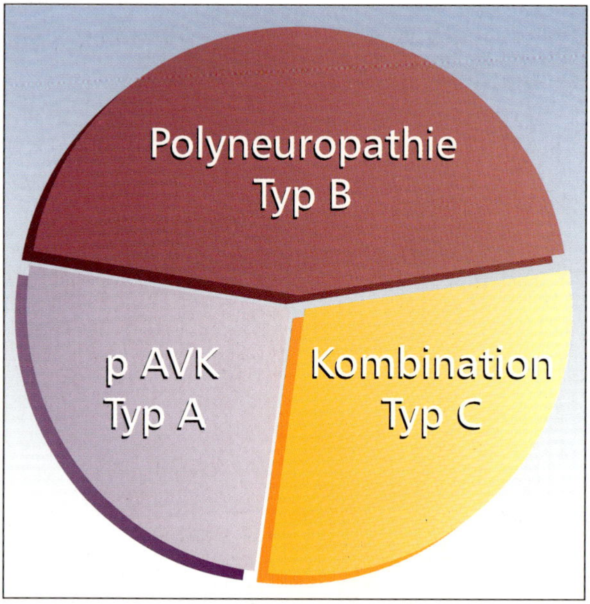

Abb. 2: Verteilung der Grundkrankheiten pAVK und Polyneuropathie bzw. der Kombination aus beiden bei Patienten mit Fußläsionen

Es ist seit vielen Jahren etabliert, die bei Diabetikern auftretenden Gefäßerkrankungen mikro- und makroangiopathischen Veränderungen zuzuordnen.

Bei der Makroangiopathie handelt es sich um nichtspezifische, vorwiegend atherosklerotische Gefäßkomplikationen, die jedoch bestimmte diabetesspezifische Besonderheiten aufweisen:

1) beim Typ I Diabetiker enge Verbindung zum Auftreten einer Nierenfunktionsstörung und beim Typ II Diabetiker zum metabolischen Syndrom.
2) 3-4 mal höhere Inzidenz und ein um 10 Jahre früheres Auftreten und kein geschlechtsspezifischer Unterschied.
3) bevorzugter Befall der peripheren Gefäßabschnitte: peripherer - Unterschenkel - Verschlußtyp.
4) häufige Beteiligung der A. profunda femoris.
5) bei mehr als der Hälfte Fehlen der typischen Symptomatik einer Claudicatio intermittens.
6) ein doppelt so häufiges Auftreten einer Verkalkung und Versteifung der arteriellen Tunica media (Mönckeberg-Sklerose).

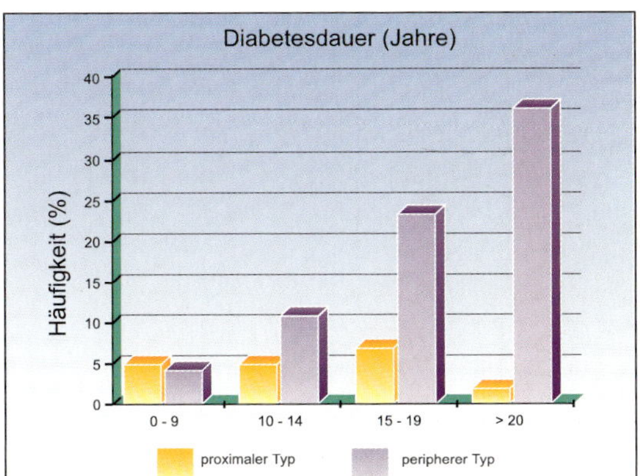

Abb. 3: Diabetesdauer und prozentuale Häufigkeit von verschiedenen Typen der arteriellen Verschlußkrankheit (modifiziert nach Janka (5))

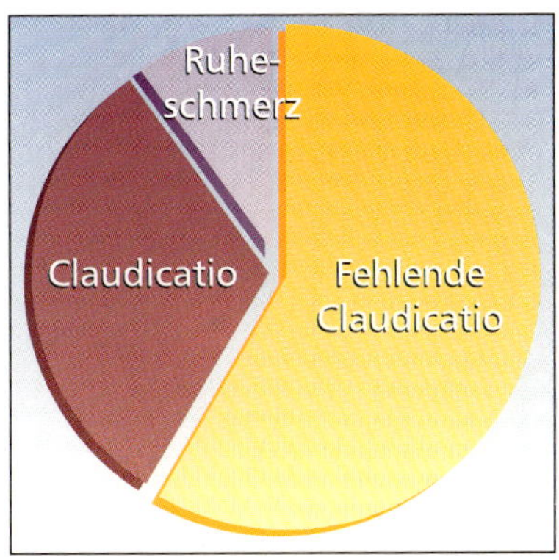

Abb. 4: Prozentuale Häufigkeit der klinischen Symptomatik bei 240 Diabetikern im Fontaine Stadium > II (modifiziert nach Standl (6))

2.4. Mikroangiopathie

Die Mikroangiopathie an den Extremitäten des Diabetikers ist vorwiegend durch funktionelle Veränderungen gekennzeichnet*. Diese betreffen im einzelnen:

1) Den Blutfluß mit einer anfänglichen Überperfusion (veränderte Autoregulation), die nach Kapillaruntergang in eine Minderperfusion in der Endstrombahn übergehen kann.

2) Die Blutbestandteile, die zu einer Erhöhung der Plasmaviskosität (Fibrinogen) und Hyperkoagulabilität (Thrombozyten) führen.

3) Die Kapillaren, deren Funktion u. a. durch Basalmembranverdikkung (Glykierung) und Perizytenuntergang erheblich verändert wird.

* *Eine okkludierende diabetische Makroangiopathie ist zunehmend umstritten. Es mehren sich die Beobachtungen, denen zufolge die Kapillarmorpholgie bei Diabetikern nicht wesentlich verändert ist.*

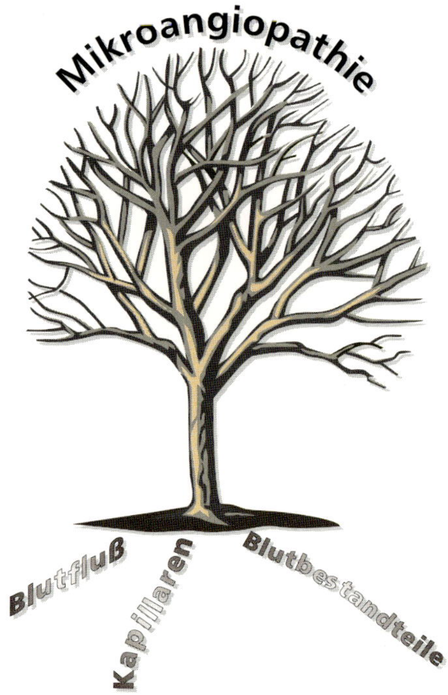

Abb. 5: Ursachen der diabetischen Mikroangiopathie

Die Pathophysiologie der diabetischen Neuropathie ist letztlich schlüssig nicht geklärt. Die derzeitig gültigen Ansätze berücksichtigen:

a) Metabolische Theorie: Umsatzsteigerung des Polyolstoffwechsels mit Erhöhung des Schlüsselenzyms Aldolase - Reduktase und daraus resultierender intraneuraler Akkumulation von Sorbitol und Depletion von Myoinositol.

b) Mikrovaskuläre Theorie: Umsatzsteigerung der Blutversorgung über die Vasa nervorum mit daraus resultierender Hypoxie sowie vermehrter Bildung von freien Sauerstoffradikalen (oxidativer Streß).

c) Funktionseinbußen durch nichtenzymatische Glykosylierung (AGE-Bildung) von Struktur- und Funktionsproteinen an Nerven und Gefäßwand.

d) Mangel an Thiamin oder Nervenwachstumsfaktor (NFG) und anderen neurotrophen Faktoren. Weiterhin Störung des axonalen Transportes von Makromolekülen und Organellen, die letztlich zur axonalen Degeneration führen.

e) Immunologische Prozesse: Bildung von Antikörpern gegen sympathische Ganglien von N. vagus und Nebennierenmark.

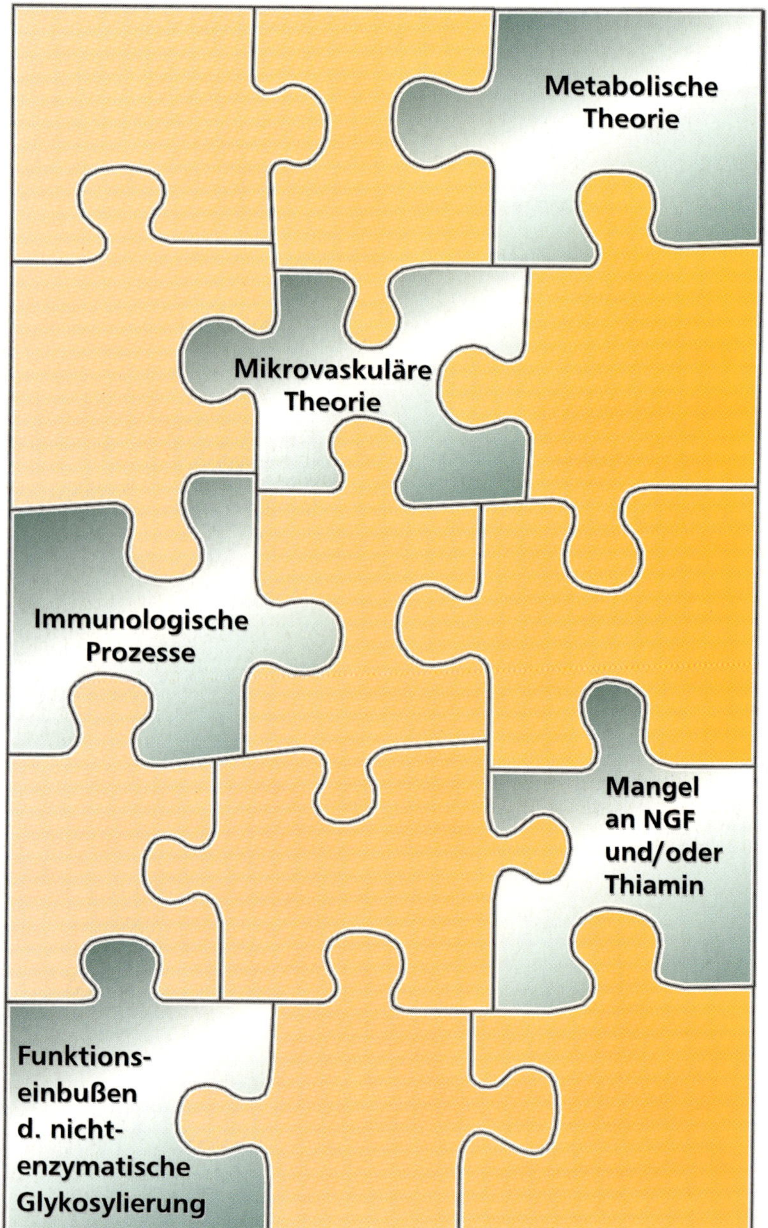

Abb. 6: Ursachen der diabetischen Polyneuropathie

3. Klinik

Bei einer peripheren arteriellen Verschlußkrankheit (pAVK) werden die Beschwerden nach ihrem Schweregrad der klassischen Stadieneinteilung nach Fontaine zugeordnet.

Stadium I:	Stenose oder Verschluß (nachgewiesen) oder fehlende Pulse bei Beschwerdefreiheit
Stadium II:	Belastungsabhängige Beschwerden
Stadium II a:	Claudicatio intermittens mit einer Gehstrecke > 200 m
Stadium II b:	Claudicatio intermittens mit einer Gehstrecke < 200 m
Stadium III:	Ruheschmerz
Stadium IV:	Trophische Störungen mit Gewebsuntergang

Akrale Nekrosen ohne Vorhandensein einer pAVK können sich typischerweise beim Diabetiker im Rahmen von Infektionen entwickeln.

Wird die Verbindung zwischen Arteria plantaris mediales und lateralis durch einen Abszeß - ausgehend von einem Mal perforant - unterbrochen, kann dies zu einer Nekrose des dritten Zeh führen.

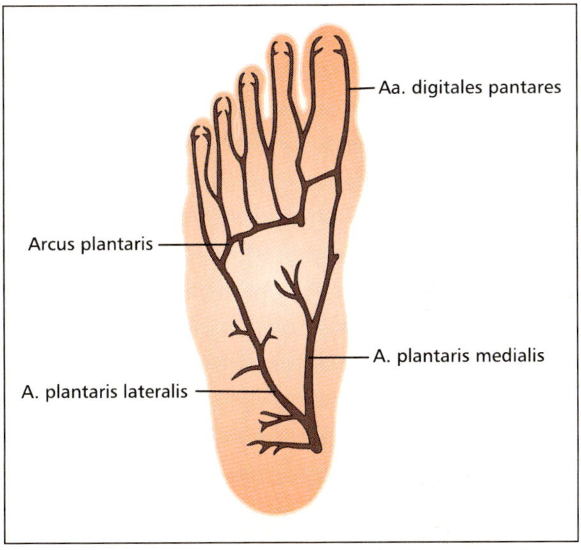

Abb. 7: Arterieller Gefäßbaum der Fußsohle und -zehen

Abb. 8: Infektiös bedingte Unterbrechung des Arcus plantaris mit konsekutiver Gangrän der 3. Zehe

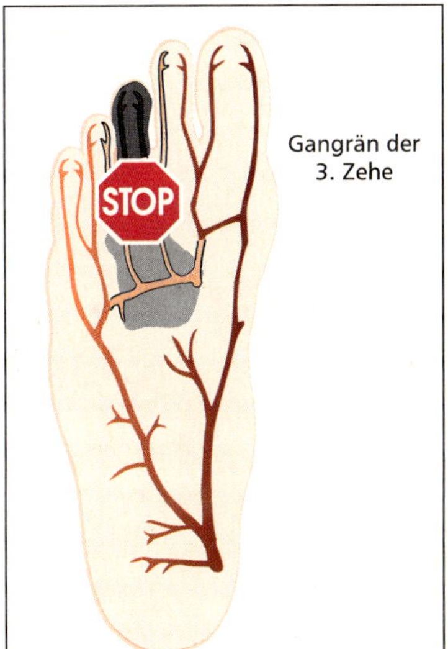

Die arterielle Strombahn der Zehen gleicht einer Endstrecke, die durch septische Thromben oder Kompressionen von außen verlegt werden kann und dadurch eine ausreichende Zehendurchblutung unterbrochen wird.

Darin ist eine weitere Form der infektionsbedingten Nekrose ohne das Vorhandensein einer pAVK charakterisiert.

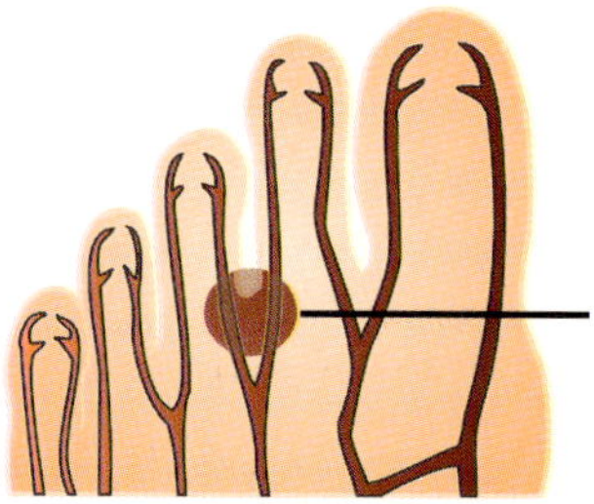

Beginnende Entzündung des Weichgewebes

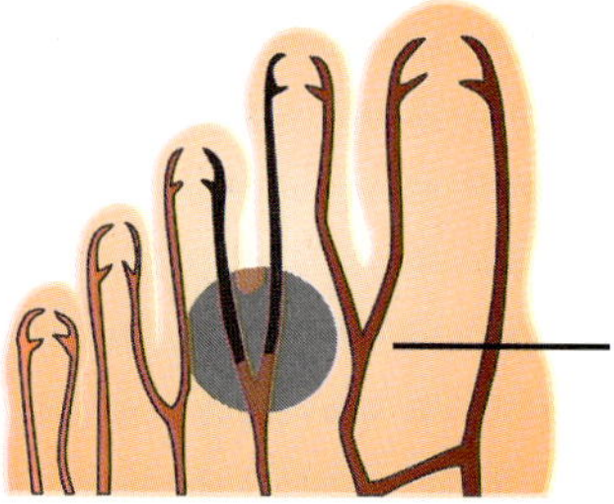

Ausdehnung der Entzündung u. septische Thrombosierung des akralen Gefäßsystems

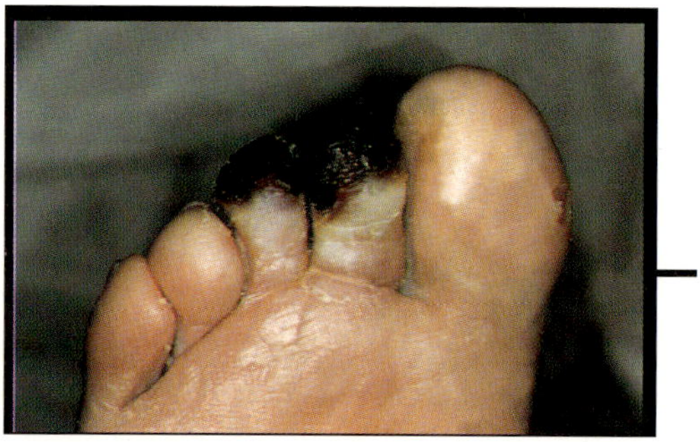

Akrale Gangrän der Endphalangen Dig. II und III.

Abb. 9: Akrale Gangrän der Endphalangen II und III nach septisch-thrombotischem Verschluß der Endstrombahn

Histologisch zeigt die diabetische Neuropathie ein buntes Bild aus dem Nebeneinander von regenerativen und degenerativen Prozessen: ödematös geschwollene Nervenfasern, Axondegeneration, scholligem Zerfall und Verlust von Myelinscheiden, vakuolärer Degeneration von Ganglienzellen und Kapillarverschlüssen.

Klinisch führen die autonome, sensorische und motorische Neuropathie jede für sich oder gemeinsam zu unterschiedlichen Veränderungen am Fuß des Diabetikers.

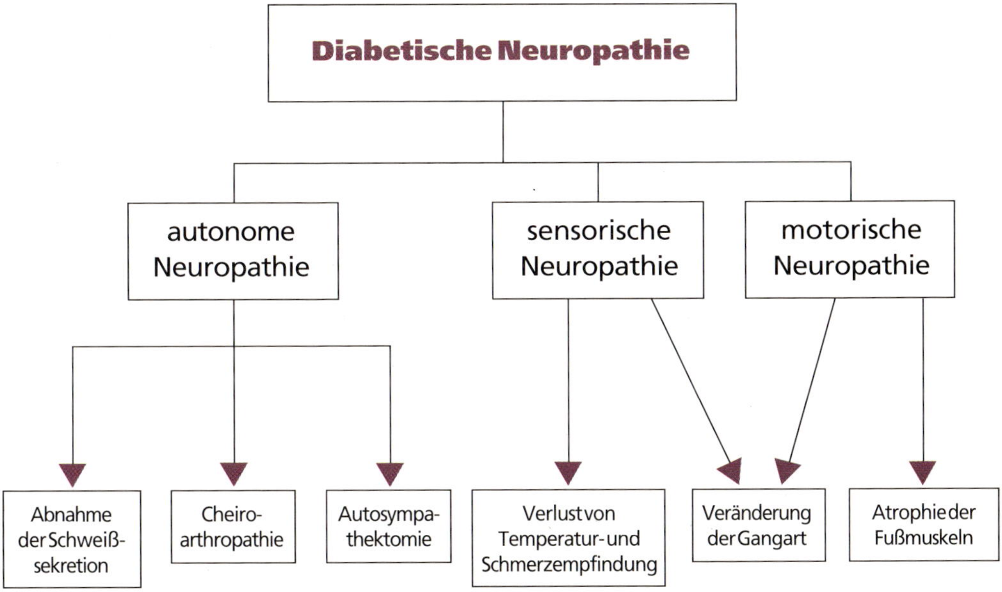

Abb. 10: Folgen der autonomen, sensorischen und motorischen Neuropathie am Fuß

3.2.1. autonom

3.2.1.1. Hauttrockenheit

Die autonome Neuropathie verändert die Schweißdrüsen der Fußsohle, so daß der Hautfeuchtigkeitsfilm verschwindet und Verdunstung nicht mehr stattfindet. Fernerhin führt die autonome Neuropathie über Autosympathektomie und Eröffnung arteriovenöser Shunts zu einer Überwärmung des Fußes, die durch Verschwinden der Verdunstungskälte nicht mehr abgeschwächt wird. Die anhaltende und nicht gebremste Überwärmung trocknet die oberste Hautschicht, das Stratum corneum, aus.

Die Hauttrockenheit diabetischer Füße ist nicht durch Fett-, sondern alleinigen Wasserverlust bedingt. Für das Sebum der Haut sind die Talgdrüsen verantwortlich, die im Gegensatz zur Stirn und Brust auf der Fußsohle fehlen.

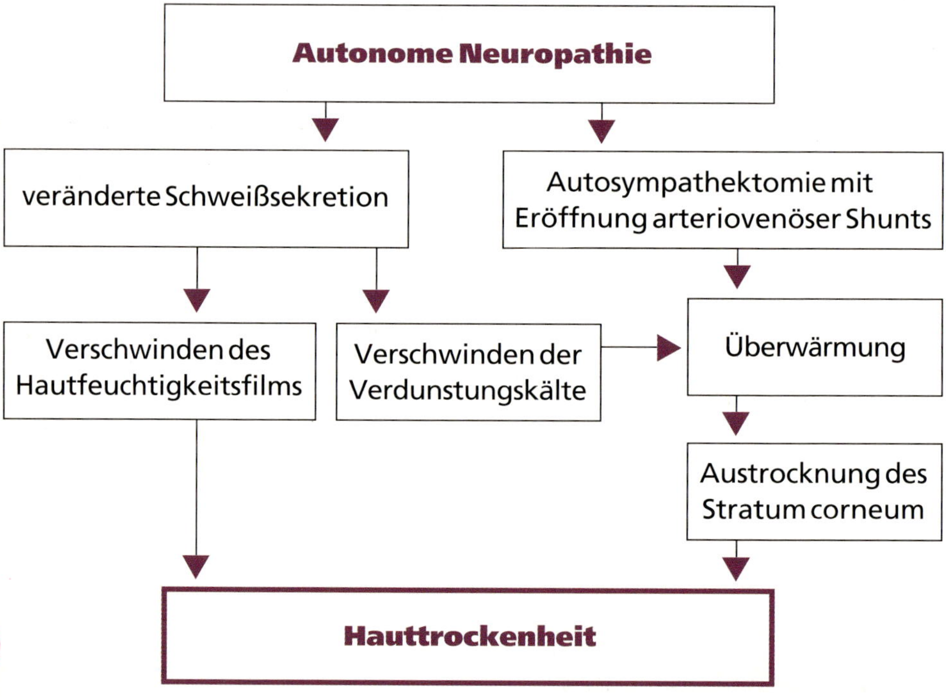

Abb. 11: Entstehung der Hauttrockenheit beim diabetischen Fuß

3.2.1. autonom

3.2.1.2. Cheiroarthropathie

Die Cheiroarthropathie ist eine bei Diabetikern zu beobachtende ubiquitäre Veränderung der Haut und der Bindegewebe, die eng mit der autonomen Neuropathie assoziiert ist und biochemisch auf die „Advanced Glycosylated Endproducts" (AGE) zurückgeführt wird. Im Ergebnis verändert sich die Haut sklerodermiform und die Beweglichkeit der kleinen Gelenke wird eingeschränkt bis aufgehoben.

An den Händen ist die Cheiroarthropathie am augenfälligsten, da in Bethaltung die Finger wegen der Flexionskontraktur nicht aneinander liegen können.

Am Fuß führt die Cheiroarthropathie insbesondere zu einer Einschränkung der Extension des Großzeh, die üblicherweise 70% erreichen kann. Dies bedingt eine entscheidende Veränderung des Druckverlaufs im Abrollvorgang des Fußes. Da der Großzeh am Abrollen nur „starr" teilnimmt, kommt es zu einer Druckerhöhung im Metatarsalbereich.

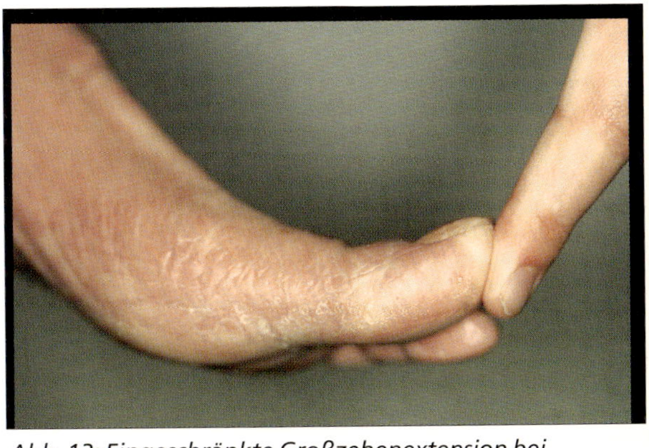

Abb. 13: Eingeschränkte Großzehenextension bei Cheiroarthropathie („limited joint mobility")

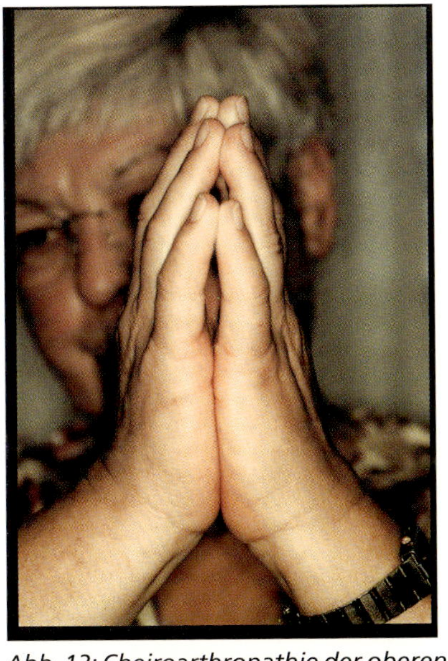

Abb. 12: Cheiroarthropathie der oberen Extremität („prayer's position")

3.2.1. autonom

3.2.1.3. Autosympathektomie

Die Vasokonstriktion der Gefäße ist alpha - Rezeptor - vermittelt; die Vasodilatation wird durch Beta-Rezeptoren hervorgerufen.

Da die Alpha-Rezeptoren an den Gefäßen überwiegen, führt eine Denervierung des Sympathikus im Rahmen der autonomen Neuropathie bei Diabetikern zu einer Vasodilatation mit einer verstärkten Durchblutung der Extremitäten.

In der Autosympathektomie und dem daraus resultierenden vermehrten Blutfuß wird die Hauptursache trophischer Fußrückenödeme - erhöhte Kapillarpermeabilität - und einer charakteristischen Osteoarthropathie - vermehrter Knochenabbau durch Osteoklasten-Aktivität - des Fußes gesehen.

Die diabetische Osteoarthropathie tritt zu 2/3 im Metatarsophalangeal- und zu knapp 1/3 im Tarsometatarsalbereich auf. Das Mal perforant geht zu über 90% mit diabetesspezifischen Knochenveränderungen einher.

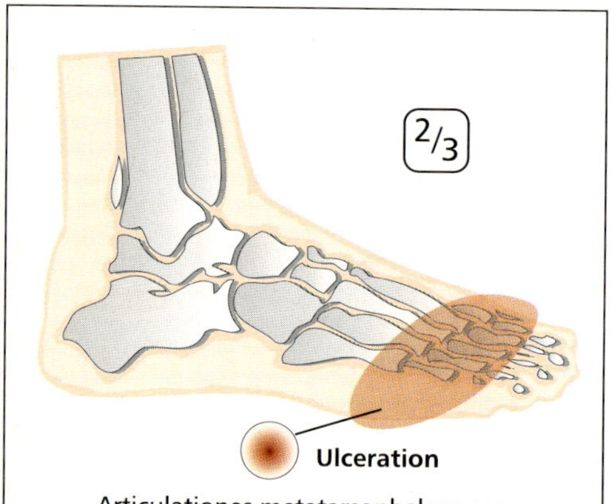

Articulationes metatarsophalangeae

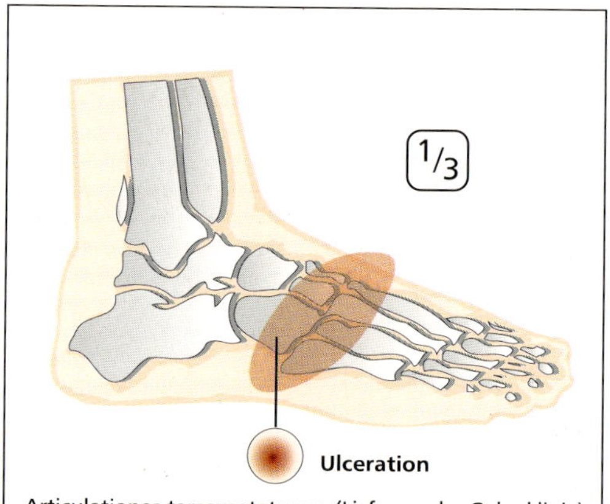

Articulationes tarsometatarsea (Lisfrancsche Gelenklinie)

Abb. 14: Verteilung der diabetischen Osteoarthropathie

3.2.2. sensorisch

Die sensorische Neuropathie zeichnet sich durch ein herabgesetztes Schmerz- und Temperaturempfinden aus.

Die betroffenen Patienten nehmen verletzende Gegenstände im Schuhwerk oft tagelang nicht wahr.

Wesentliche Symptome der sensiblen Neuropathie sind:
Taubheitsgefühl, Parästhesien (Kribbeln, „Ameisenlaufen"), insbesondere in der Nacht auftretende brennende Schmerzen („burning feet") mit z. T. Dysästhesien (schmerzhafte, unerträgliche Last der Bettdecke), sowie ataktische Gangunsicherheiten.

Die genannten Reiz- und Ausfallerscheinungen zeigen gehäuft eine strumpfförmige Anordnung.

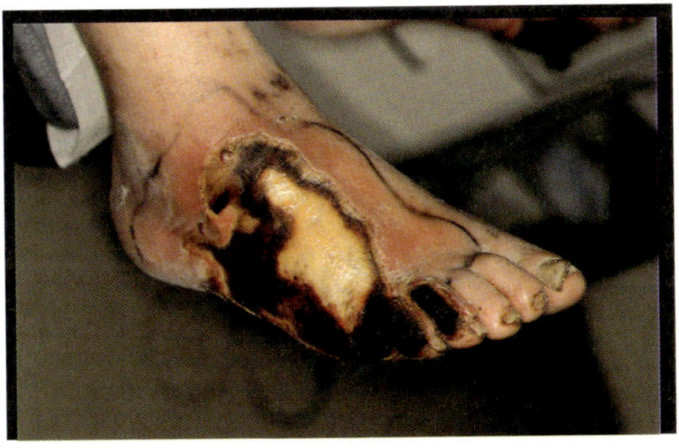

Abb. 15: Verbrennung III. Grades durch Wärmflasche

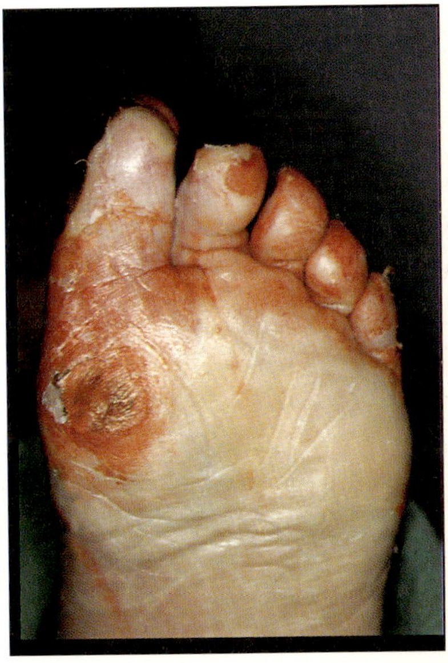

Abb. 16: Schwerste Fußverletzung nach Dauerlauf von 20 Kilometern

3.3.4. motorisch

Als Folge der motorischen Neuropathie ist im Fußbereich typischerweise eine Atrophie der Mm. lumbricales und interossei anzutreffen. Diese Nervenschädigung verschiebt das muskuläre Gleichgewicht am Fuß zwischen Flexoren und Extensoren zugunsten der Beuger.

Im Vorfußbereich entwickeln sich deshalb Hammer- oder Krallenzehen mit prominenten Metatarsalköpfchen.

Zusätzlich verschiebt sich das plantare „fat pad", das einer physiologischen Einlage entspricht. Bei der klinischen Untersuchung liegt plantar im Kopfbereich der Ossa metatarsalia die Haut dem Knochen unmittelbar auf.

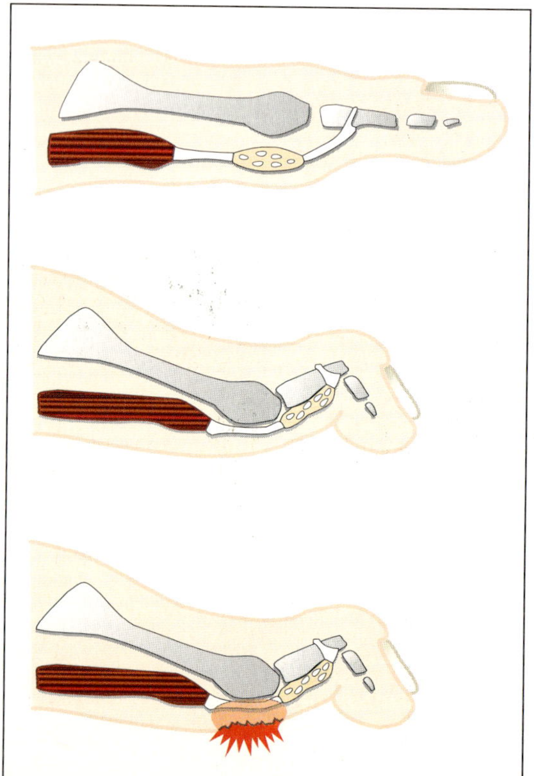

Abb. 17: Verschiebung der physiologischen Polsterung im Metatarsalkopfbereich („fat pad") durch Änderung des muskulären Gleichgewichtes zugunsten der Zehenbeuger

3.2.4. sensorisch / motorisch

Der Empfindungsverlust führt in Verbindung mit der motorischen Nervenläsion zu einer charakteristischen Veränderung der Gangart und des Abrollvorganges.

Pedographische Messungen der Druckverteilung zeigen bei Diabetikern mit Neuropathie eine verstärkte Belastung des Vorfußes und eine verminderte Zehenfunktion.

Bei diesen Patienten lassen sich als Ausdruck der veränderten Druckbelastung Hyperkeratosen vorwiegend unter dem Metatarsalköpfchen 2 und 3 nachweisen.

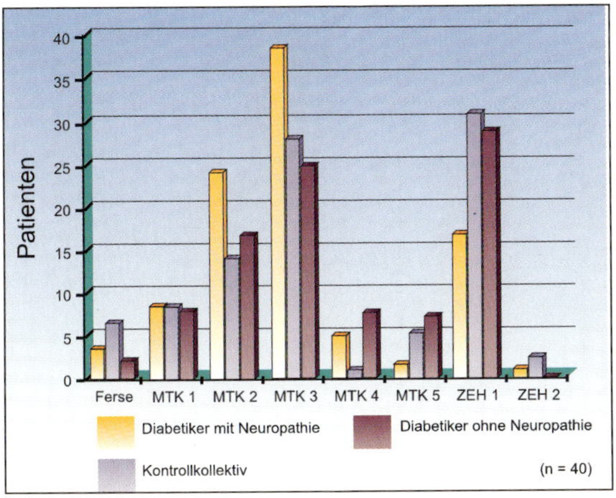

Abb. 18: Pedographisch ermittelter Ort des maximalen Druckes beim plantaren Abrollvorgang bei Diabetikern mit und ohne Neuropathie und Kontrollen

Abb. 19: Hyperkeratosen im Vorfußbereich

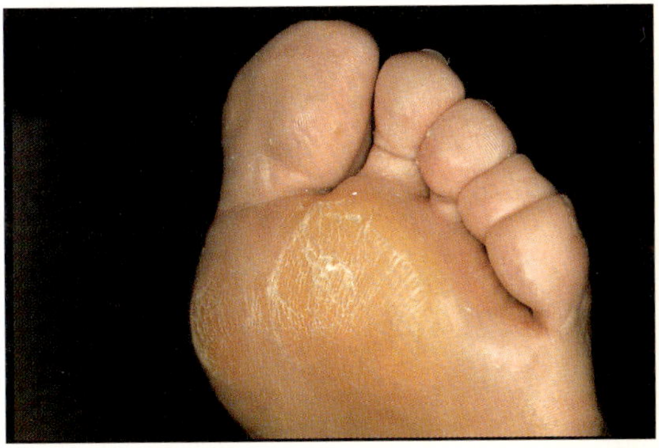

In der Mehrzahl der Fälle sind im Röntgenbild der diabetischen Osteoarthropathie drei Elementarbefunde manifestiert:

1. Erscheinungen des Knochenschwundes
2. destruierende Veränderungen an den Gelenken
3. Spontanfrakturen

Als Frühzeichen der Osteopathie gelten osteolytische Veränderungen an der Tuberositas unguiculares der Endphalangen (Akroosteolyse).

Die Arthropathie beginnt mit gelenknahem Knochenschwund, der destruierend auf die Gelenkoberfläche übergreift. Die unregelmäßigen Destruktionen verleiten viele Untersucher immer wieder, in einem solchen Prozeß eine eitrige Arthritis bzw. Osteomyelitis zu sehen.

Die Frakturen im Fußbereich sind durch Schmerzlosigkeit und spontanes Auftreten charakterisiert; ein besonderes Trauma ist nur selten erinnerlich.

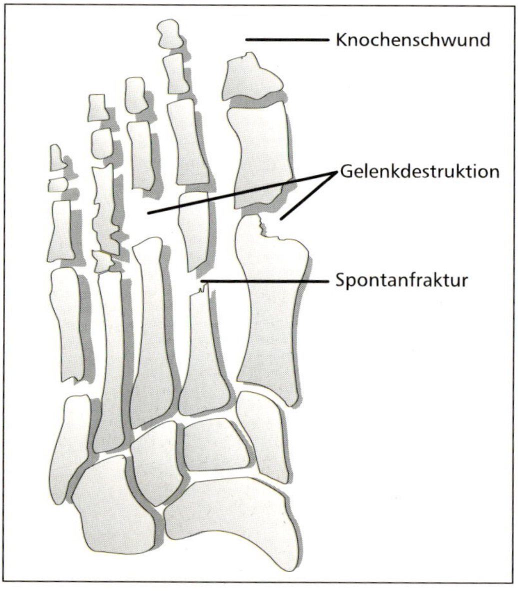

Abb. 20: Röntgenologische Frühzeichen der Osteoarthropathie

Spätzeichen der Osteopathie sind Phantomzehen. Dabei hat der Knochenschwund ein solches Ausmaß angenommen, daß einzelne Zehen völlig knochenlos als unförmiges Weichteilbürzel zurückbleiben.

Die Spätfolgen der Arthropathie sind metatarsalphalangeal gekennzeichnet durch eine Zuspitzung der Metatarsalköpfchen („sucked candy") und eine sich dadurch ergebende Luxationsstellung der Phalangen.

Klinisch imponieren die Folgen der Osteoarthropathie gelegentlich im völligen Zusammenbruch des Fußgewölbes mit einer Deformierung nach plantar - medial.

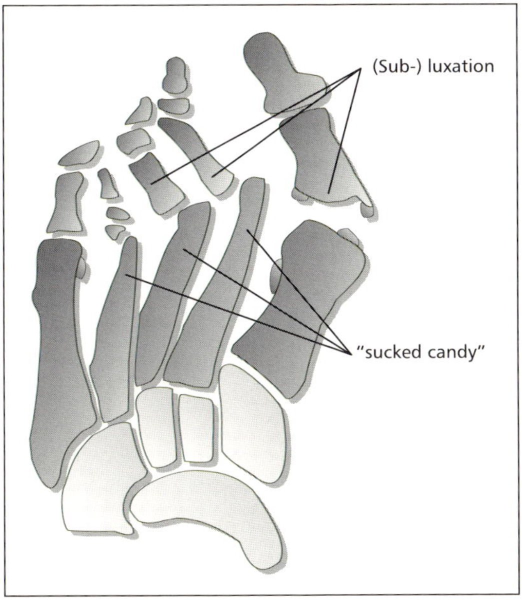

Abb. 21: Röntgenologische Spätzeichen der Osteoarthropathie

Abb. 22: Zusammenbruch des Fußgewölbes mit Deformierung nach plantar-medial (Charcot Fuß)

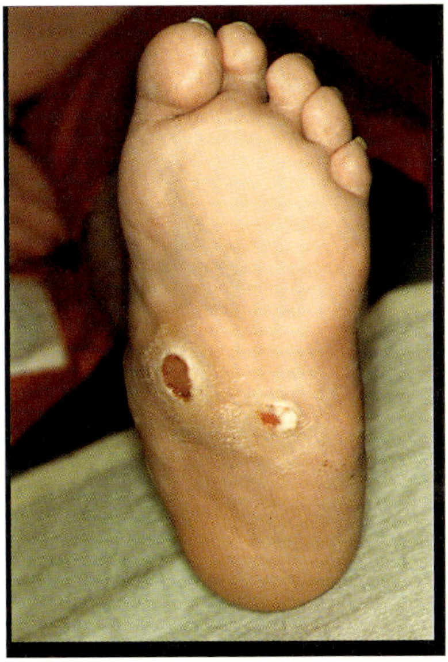

3.4. Mal perforant du pied

Das neuropathische Ulcus - mal perforant du pied - hat ein so typisches Aussehen, daß zumeist eine Blickdiagnose möglich ist. Charakteristisch sind die Schmerzlosigkeit der Läsion und Hyperkeratosen um das Ulcus.

Die Lokalisation ist nahezu immer plantar, meist im Vorfußbereich unter den Metatarsalköpfen und dem Großzeh, seltener im Bereich der Ferse und des Mittelfußes. Liegt nicht zusätzlich eine pAVK vor, ist der Fuß rosig und gut durchblutet.

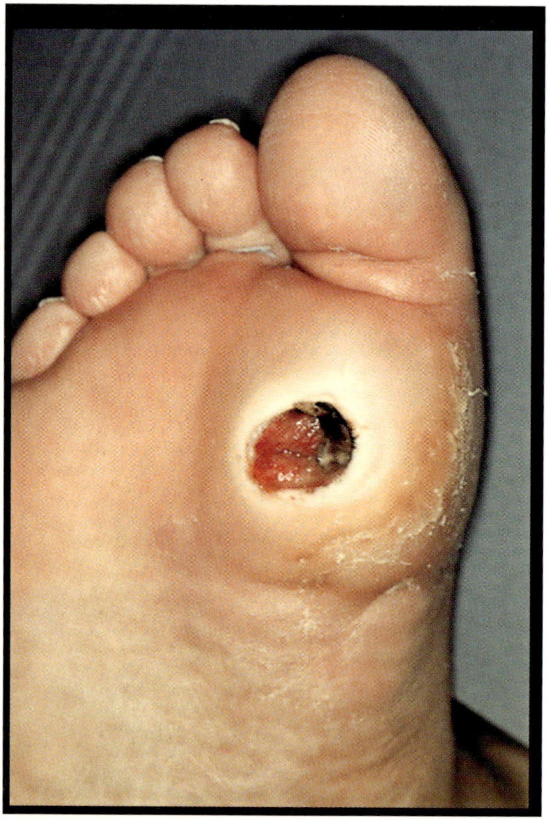

Abb. 23: Mal perforant du pied

3.4.1. Die Entwicklung des „Mal perforant du pied"

Das neuropathische Ulcus entsteht aus dem Zusammenspiel von Schmerzlosigkeit (sensorische Neuropathie) und verändertem Abrollvorgang (motorische Neuropathie) mit Druckerhöhung im Vorfußbereich.

Den veränderten Druckverhältnissen (A) begegnet der Vorfuß mit Verhornung an den besonders exponierten Stellen (B).

Die teilweise halbkugelförmige Ausprägung der Hyperkeratosen setzt durch Verkleinerung der Abrollfläche einen fatalen Kreislauf in Gang; nach der Gleichung: Druck = Kraft/Fläche nimmt die Druckbelastung weiter zu, insbesondere wenn zusätzlich die Beziehung Kraft = Masse x Beschleunigung zum Tragen kommt (z. B. Joggen bei Übergewicht).

In dem hyperkeratorisch veränderten Gewebe kommt es durch zunehmende Druckbelastung zu Gewebsautolyse oder Einblutungen (C). Das Eröffnen der Haut (spontan oder durch Verletzung) und die weitere Entwicklung des Ulcus perforans verläuft aufgrund der verloren gegangenen Sensorik unbemerkt (D).

Der in verhornenden Gewebe dominierende bradytrophe Stoffwechsel erleichtert Infektionen, die in kurzer Zeit über die lokale Infektion hinaus zur Gangrän, zur Phlegmone oder zur allgemeinen Sepsis führen können.

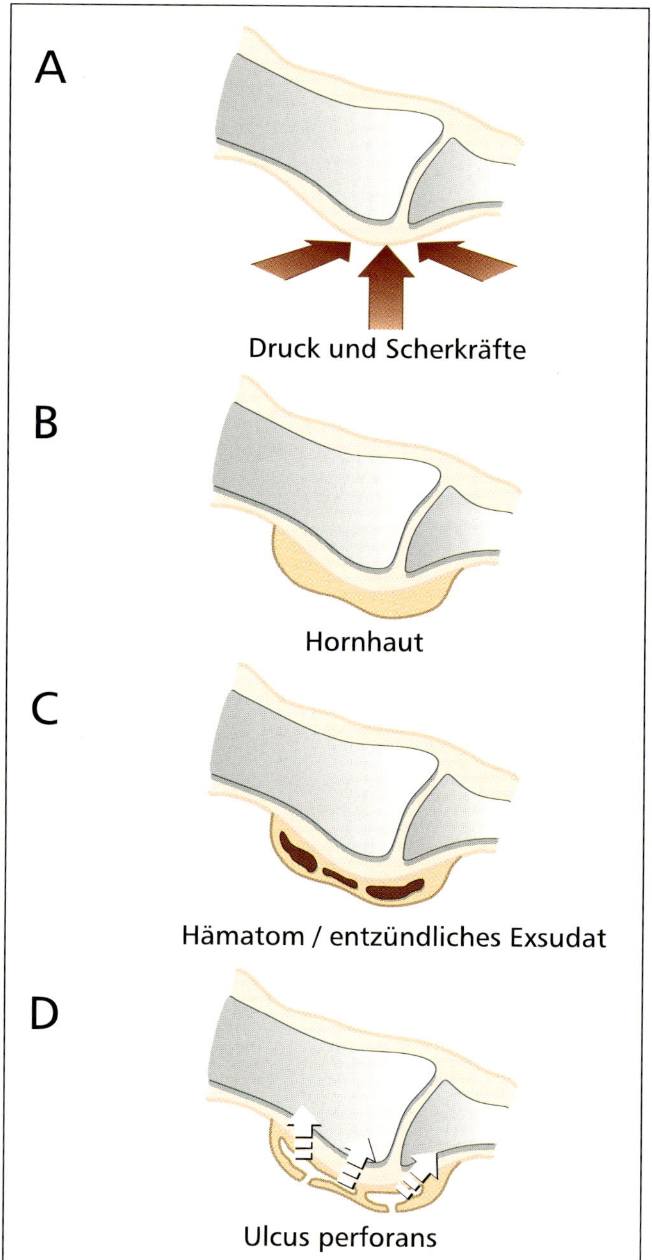

Abb. 24: Stufen (A - D) der Entwicklung des Ulcus perforans

4. Diagnostik

Die Untersuchung der Beingefäße umfaßt die seitengleiche Palpation und Auskultation der Pulse der Aa. femorales, dorsales pedes und tibiales posteriores und die Lagerungsprobe nach Ratschow.

Die Lagerungsprobe nach Ratschow zur klinischen Funktionsprüfung der peripheren arteriellen Durchblutungssituation ist unumgänglich, da der alleinige Pulspalpationsbefund zu einer falsch positiven Beurteilung führen kann. Fehler entstehen durch Lageanomalien der Arterien, Ödeme, Blutdruckschwankungen und durch Verwechseln mit dem eigenen Puls.

Die Durchführung ist in jeder Praxis leicht möglich. Nach zweiminütigen Fußkreisen mit senkrecht erhobenen Beinen wird das Abblassen der Haut, die Zeit der Venenfüllung der reaktiven Hyperämie in sitzender Position bestimmt. Bei normalem arteriellen Gefäßband kommt es innerhalb von 5 bis 10 Sekunden zu einer diffusen Hautrötung, innerhalb von 15 bis 30 Sekunden ist eine zunehmende Venenfüllung auf dem Fußrücken zu beobachten.

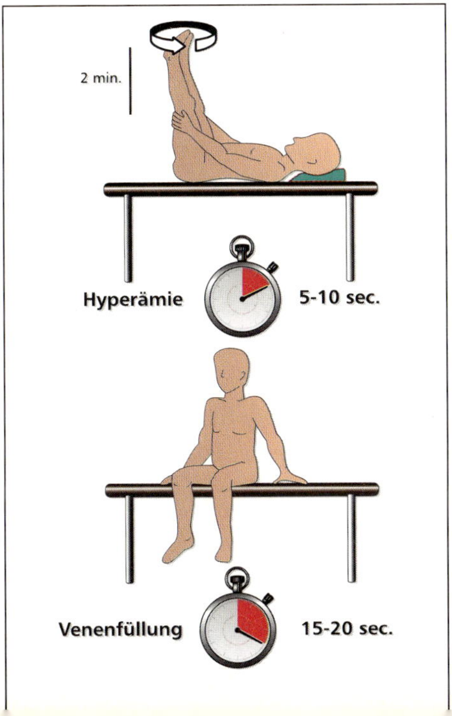

Abb. 25: Funktionstest nach Ratschow

Die Dopplerdruckmessung der Knöchelarterien ist die wichtigste, einfach zu handhabende und preiswerteste apparative Methode zum Nachweis einer paVK.

Die Untersuchung wird in liegender Position durchgeführt. Zuerst bestimmt man den systolischen Druck in der A. radialis (Manschette am Unterarm). Danach wird die Manschette am Unterschenkel angelegt und der Druck der A. tibialis posterior bestimmt. Die Dopplersonde registriert die Blutströmung der Arterien hinter dem Innenknöchel.

Da der Dopplerdruck in der Knöchelarterie von der des systolischen Blutdrucks abhängt, wird zur Relativierung der tibiobrachiale Index bestimmt: (Index = Knöchelarteriendruck / Radialisdruck). Die Bewertung des Doppler-Index bezüglich der Schweregrade einer pAVK ist in Abb. 27 dargestellt.

Einen überhöhten Doppler-Index-Wert ermittelt man bei Vorliegen einer Mönckeberg-Sklerose, da die Versteifung und Verkalkung der Arterienwand eines höheren Kompressionsdruckes bedarf. Deshalb empfiehlt sich bei Verdacht auf eine pAVK und hohem Doppler-Index zum Nachweis/Ausschluß dieser Veränderung der Tunica media die Anfertigung eines Standardröntgenbildes des Fußes.

Doppler-Index	Patientengruppe
0.95 - 1.1	gesunde Personen
> 1.2	reine Mönckeberg-Sklerose
< 0.5	kritische Ischämie (pAVK Stadium III - IV)
< 0.9	pAVK Stadium III - IV u. Mönckeberg-Sklerose
0.33 - 0.47	Gangrän ohne Diabetes mellitus
0.54 - 0.56	Gangrän mit Diabetes mellits

Abb. 27: Bewertung des Dopplerindex unter verschiedenen Bedingungen (3)

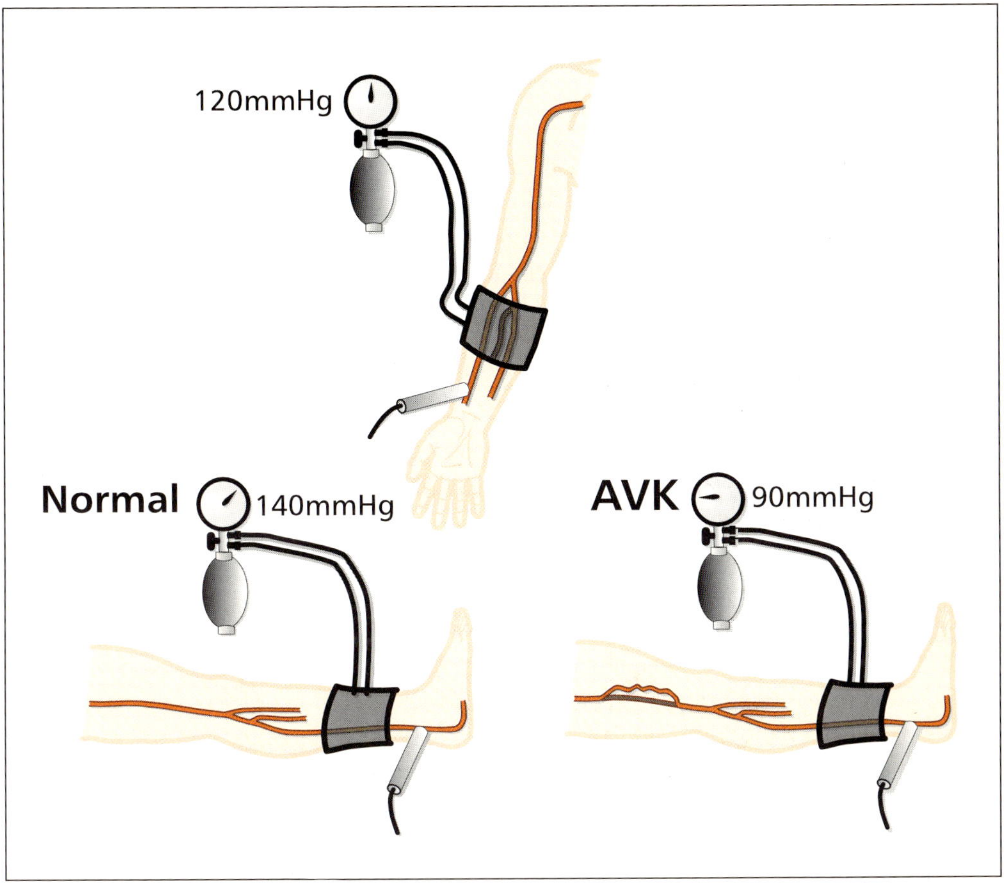

Abb. 26: Technik der Dopplerdruckmessung

4.3. Nervenfasertyp / Nachweismethode

Da jeder Nerv aus einem Spektrum von Nervenfasern unterschiedlichen Kalibers, mit oder ohne Myelinscheide zusammengesetzt ist, kann die Symptomatik der diabetischen Neuropathie der unteren Extremität stark variieren.

Eine Störung der dünnkalibrigen B- und C-Fasern führt zu ausgeprägten Schmerzen, die den Patienten schnell beim Arzt vorstellig werden lassen. Geklagt wird über Brennen und Kribbeln der Füße („burning feet, restless legs"), sowie über Krämpfe der Waden und Fußbinnenmuskulatur. Schmerz- und Berührungsempfindlichkeit sind nicht im gleichen Maße beeinträchtigt und die Muskeleigenreflexe müssen nicht erloschen sein, sondern sind gelegentlich infolge der schmerzbedingten Verspannung gesteigert.

Eine Schädigung der dickkalibrigen Typ A-Fasern geht mit einer Abschwächung des Empfindens für die Muskelspannung einher und ist fernerhin charakterisiert durch eine handschuhartige Hyp- und Anästhesie an den Extremitäten. Die Muskeleigenreflexe sind in der Regel erloschen.

Wegen der fehlenden Schmerzen wird die Diagnose der diabetischen Neuropathie bei diesen Patienten häufig erst nach Jahren gestellt.

Fasertyp	Myelinscheide	Faserdurchmesser	Funktion	Leitungsgeschwindigkeit	Nachweismethode
$A\alpha$	dick	10 - 20 µm	motorische Propriozeption	70 - 120 m/s	PSR, ASR
Aß	dick	7 - 15 µm	Berührung, Druck, Vibration	40 - 90 m/s Stimmgabel	10 g Monofilament,
$A\chi$	dünn	4 - 8 µm	Muskeltonuskontrolle	30 - 45 m/s	PSR; ASR
$A\delta$	dünn	2 - 6 µm	Afferenzen f. Temperatur u. Schmerz	12 - 25 m/s	Tip - Therm
B	dünn	1 - 3 µm	autonomes Nervensystem, sympatisch ganglionär	3 - 15 m/s	10 g Monofilament
C	dünn	0.3 - 2 µm	Tiefenschmerz, Temperatur (warm)	0.3 - 2 m/s	Tip - Therm

Abb. 28: Zusammenstellung von Nervenfasertyp, seiner Funktion und Nachweismethode

Jede neurologische Untersuchung der unteren Extremität beinhaltet die Prüfung des Patella- bzw. Achillessehnenreflexes. Mit der Untersuchungsmethode werden Schädigungen der dick- und dünnkalibrigen A-Fasern erfaßt, so daß die Reflexe normal, erloschen oder auch gesteigert sein können.

Eine einfache Methode der Kontrolle des Temperaturempfindens (Schädigung der dünnkalibrigen A- und C-Fasern) stellt das „Tip-Therm" dar. Es bedient sich der unterschiedlichen Wärmekonvektion von Metall und Kunststoff.

Die beiden „Stirnflächen" werden für kurze Zeit auf die Haut des Vorfußes aufgesetzt. Dabei erkennt der Gesunde zweifelsfrei einen Temperaturunterschied zwischen beiden Flächen.

Zu berücksichtigen ist lediglich, daß die Meßergebnisse bei einer Umgebungstemperatur von über 23° C eingeschränkt verwertbar sind.

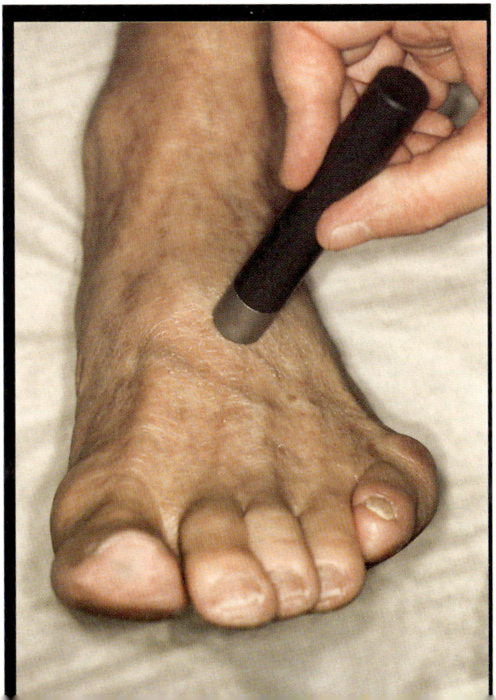

Abb. 29: Kontrolle des Temperaturempfindens (Tip-Therm)

4.5. C 128 Stimmgabel

Als einfacher Funktionstest für die Praxis hat sich die Bestimmung der Vibrationsschwelle am medialen Malleolus mit Hilfe der kalibrierten Stimmgabel C 128 bewährt. Bei der Überprüfung des Vibrationsempfindens mit der kalibrierten Stimmgabel handelt es sich um eine semiquantitative Messung, mit der sich auch der Therapieverlauf quantifizieren läßt.

Die bei der Untersuchung in Schwingung gebrachte Stimmgabel wird mit dem Fuß ihres Mittelteils auf markante Knochenpunkte, z. B. am medialen Malleolus oder Fußrücken aufgesetzt. Der Patient gibt an, bis zu welchem Augenblick er das Vibrieren noch verspürt, das heißt objektiv: bis zu welcher kleinsten Amplitude er die rasch aufeinander folgenden Schwingungsreize gerade noch empfindet. In diesem Augenblick wird auf einem der beiden Stimmgabeldämpfer der Skalenstrich abgelesen, der sich neben dem Kreuzungspunkt des durch die Schwingung doppelt wahrzunehmenden Dreiecks befindet. Da die Skala in acht Striche unterteilt ist, wird das Ausmaß in Achtel angegeben.

Mit dieser Methode werden Störungen der dickkalibrigen schnell leitenden Nervenfaser erfaßt.

Die Wahrnehmung der Vibrationsschwelle zeigt eine deutliche Altersabhängigkeit. Bewährt hat sich, Werte unterhalb von 6/8 Skalenanteile (Lebensjahr < 40 Jahre) und unterhalb von 5/8 Skalenanteile (Lebensalter > 40 Jahre) als pathologisch einzustufen.

Abb. 30: Kontrolle des Vibrationsempfindens (C 128 Stimmgabel)

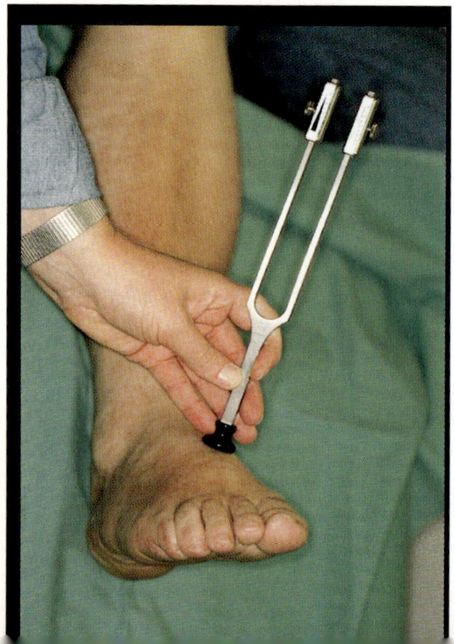

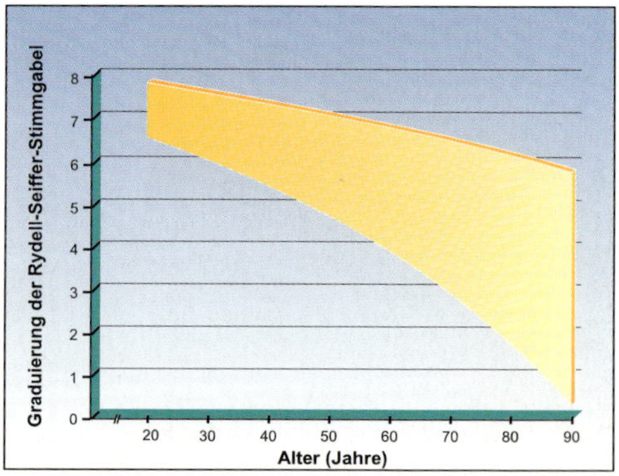

Abb. 31: Altersbedingte Abhängigkeit des Vibrationsempfindens mit der C 128 Stimmgabel (Gelb: 95 % Vertrauensbereich) (modifiziert nach [4])

Eine Prüfung von Berührung und Druck (dünnkalibrige A-Fasern) gelingt sicher und einfach mit dem Semmes-Weinstein-Monofilament.

Das 10 g Monofilament sollte plantar in der Höhe des 2. Metatarsalköpfchens senkrecht zur Haut aufgesetzt werden und über den Griff ein Druck ausgeübt werden, der den Nylonfaden zum Abknicken bringt.

Bei Hyperkeratosen oder Verletzungen in diesem Bereich kann auf eine andere Vorfußregion ausgewichen werden.

In eigenen Untersuchungen konnten wir nachweisen, daß das 10-g-Monofilament in dem Nachweis einer sensorischen Neuropathie etablierten Verfahren wie der C-128-Stimmgabel, dem Vibrameter und der quantitativen Thermorezeptionsmessung ebenbürtig ist.

Im Gegensatz zu diesen Meßmethoden registriert nur das 10-g-Monofilament eine Störung der Sinnesqualität „Berührung - Druck", die in der Genese des Mal perforans die entscheidende Rolle spielt.

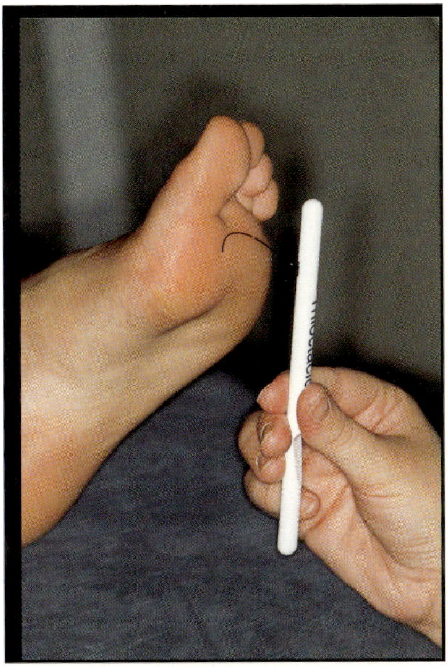

Abb. 32: Kontrolle des Berührungs- und Druckempfindens

Meßpunkte	Spezifität (%)	Sensitivität (%)
MTK 1	100	87
MTK 2	100	92
MTK 5	100	87
Ferse	100	65
Dorsum pedis	100	16

Abb. 33: Sensitivität und Spezifität der Untersuchung mit dem Semmes-Weinstein-Monofilament an unterschiedlichen Fußmeßpunkten

4.7. Hidrometer

Eine Störung der Schweißsekretion (autonome Neuropathie; dünnkalibrige B-Faser) läßt sich apparativ einfach durch Messung der Leitfähigkeit an der Hautoberfläche (Hidrometrie) der Hände und Füße beschreiben.

Bei der Untersuchung selbst sitzt der Patient auf einem Stuhl und wird aufgefordert, die Füße locker auf der Meßplattform zu plazieren. Zwischen Ausziehen der Schuhe/Strümpfe und erster Messung sollten wenigstens 5 Minuten verstreichen, um Schwitzartefakte auszuschließen.

Hand und Fußleitwerte von unter 50 μS (mikro Siemens) sprechen für eine deutlich eingeschränkte Schweißsekretion mit einer konsekutiven Zunahme der Hauttrockenheit.

Bei 8 von 10 Diabetikern mit Fußleitwerten von unter 50 μS liegt zusätzlich eine sensorische Neuropathie der unteren Extremität vor.

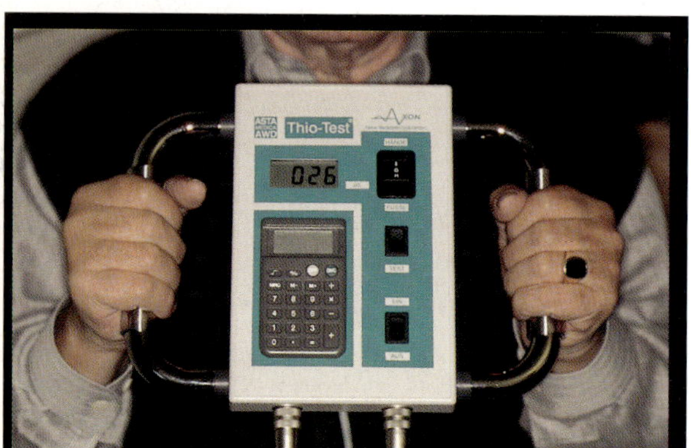

Abb. 34: Untersuchung der Schweißsekretion an den Händen (Hidrometer)

Abb. 35: Untersuchung der Schweißsekretion an den Füßen (Hidrometer)

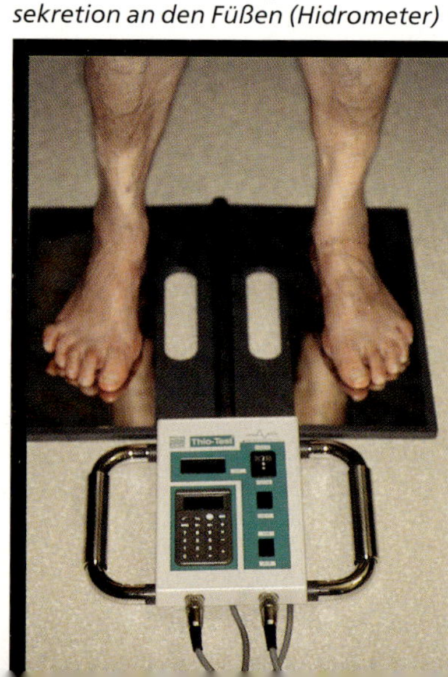

5. Praktisches Vorgehen

Eingewachsene Zehnägel* sind bei Diabetikern häufiger der Ausgangspunkt von Nagel- und Zehenentzündungen. Als Keim dominiert Candida albicans; an zweiter Stelle gefolgt von S. aureus.

Nach lokaler Eröffnung des Infektionsherdes und Zehennagelbehandlung (Zehennägel sollten nicht über den Zehenballen herausragen! Abrunden der Nagelecken (1)!) empfiehlt sich die lokale Gabe eines Antimykotikums (Nystatin) und die orale Gabe eine Antibiotikums (Dicloacillin).

Bei ausgeprägten Befunden oder rezidivierendem Auftreten sollte eine chirurgische Verschmälerung des Nagels auf ganzer Länge (2) („Emmert Plastik") in Erwägung gezogen werden.

* Bei einem nicht infizierten Unguis incarnatus wird die eingewachsene Nagelecke entfernt und eine Einlage mit PVP-Jod eingebracht. Nagelspangen sollten bei Diabetikern generell nicht Verwendung finden.

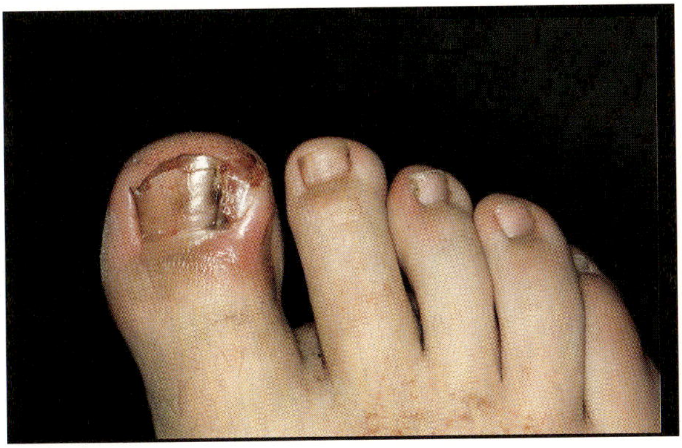

Abb. 36: Unguis incarnatus mit Paronchie

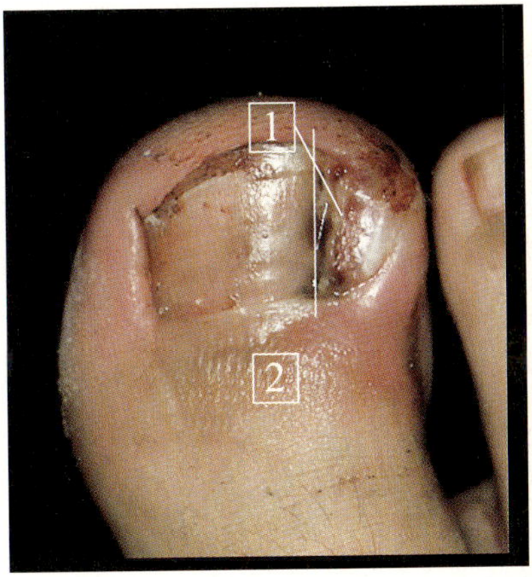

Abb. 37: Behandlung eines Unguis incarnatus mit Emmert Plastik

Da die Trockenheit des Diabetikerfußes durch Wasserverlust (Zusammenspiel von Verlust der Schweißsekretion und Überwärmung!) bedingt ist, sollte das Einfetten der Haut auf ein Minimum reduziert werden (auch die Fußsohle des Gesunden enthält durch Fehlen der Talgdrüsen keinen Fettfilm!). Übermäßiges, auf die Haut aufgetragenes Fett verschließt die noch funktionstüchtigen Schweißdrüsen und verstärkt durch Dämmung (Prinzip Thermoskanne!) die Überwärmung und fördert damit die weitere Austrocknung der Haut.

Zur Anwendung sollten wasserrückführende Darreichungsformen kommen, die in der Regel Harnstoff oder Sorbit enthalten.

Unseres Erachtens liegt eine Behandlungsbedürftigkeit vor, wenn die Leitwerte (Hidrometer) am Fuß unter 50 mikro-Siemens liegen.

In unserer Klinik hat sich umseitige Rezeptur bewährt:

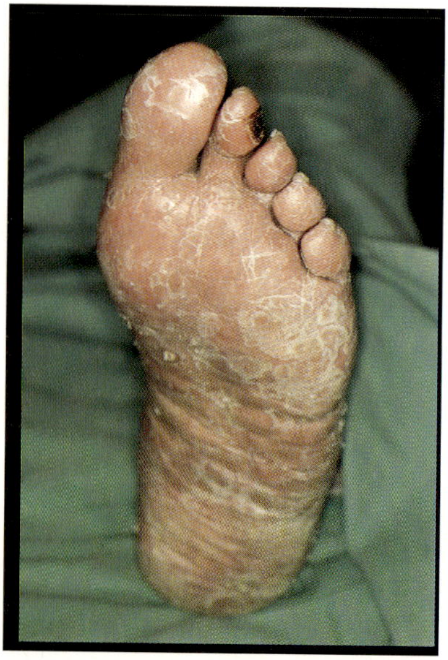

Abb. 38: Trockene Fußhaut

Rp.:
Harnstoff-Creme 5 %

Bestandteil	Menge (g)
Harnstoff	5.0
Milchsäure	1.0
Natriumlactat-Lsg.	4.0
Kaliumsorbat	0.12
Hydrophile Salbe	27.0
Gereinigtes Wasser	zu 100.0 g

(1 g enthält 50 mg Harnstoff)

Zur Druckentlastung sollten Hornhautpartien regelmäßig abgeschliffen werden, da sie den Abrolldruck um mehr als 1/3 erhöhen können.

Bei Verwendung maschineller Geräte zur Hornhautabschleifung muß darauf geachtet werden, daß mit niedrigen Drehzahlen und mit zusätzlicher Kühlung gearbeitet wird, um artifizielle Verletzungen durch Überhitzung der Haut (das Temperatur- und Schmerzempfinden kann aufgehoben sein) zu vermeiden.

Besonderes Augenmerk ist auf mögliche Einblutungen unter den Hyperkeratosen zu richten. Hier besteht für die Ausbildung eines Mal perforans ein erhebliches Risiko.

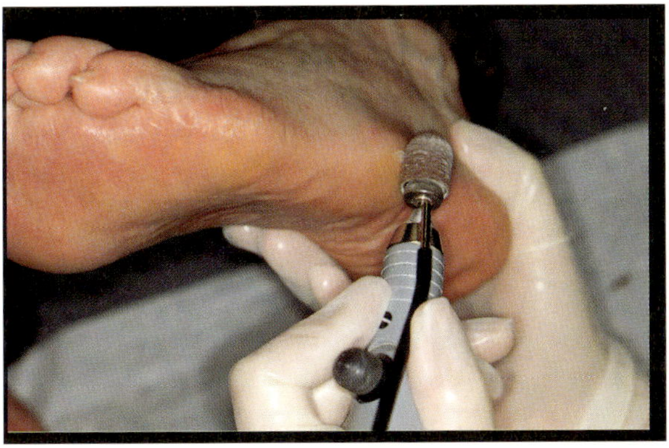

Abb. 39: Abtragung von Hpyerkeratosen mit Schleifgerät

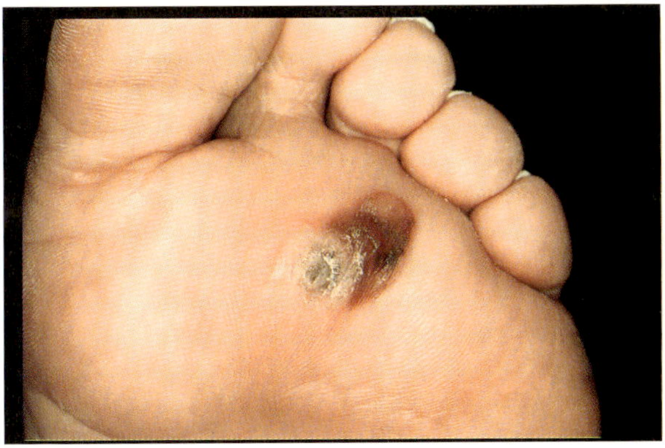

Abb. 40: Subkeratotische Einblutung im Vorfußbereich

Die Tinea pedis wird durch Dermatophyten, vor allem Trichophyton rubrum, hervorgerufen.

Prädisponierend wirken Hyperhidrosis und Durchblutungsstörungen. Die Diagnose ergibt sich aus klinischem Bild und dem Nachweis im Nativpräparat oder in der Kultur auf Spezialnährboden (Dauer ca. 3 bis 4 Wochen!).

Klinisch unterscheidet man die intertriginöse Tinea von der squamös-hyperkeratotischen und der dyshidrosiformen.

Differentialdiagnostisch sind Psoriasis, Kontaktekzem, Mazerationsdermatitis, atopisches Ekzem und dyshidrosiforme Ekzeme zu erwägen.

Neben der nachstehenden antimykotischen Therapie ist eine konsequente Milieuverbesserung wichtig, bei Mazeration durch die Einlage von Mullstreifen und der Empfehlung, Socken aus Naturfaser zu tragen.

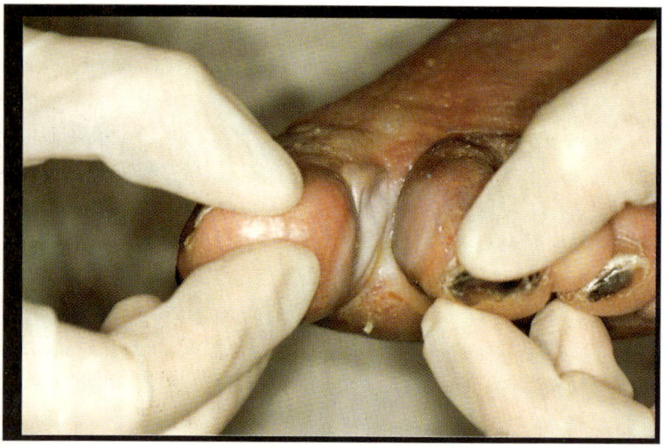

Abb. 41: Interdigitale Tinea pedis

Abb. 42: Empfehlungen zur antimykotischen Hauttherapie

Antimykotika			
Präparat	Wirkstoff	Dosierung	Therapiedauer
Cutistad[R] Canesten[R] Canifug[R]	Clotrimazol	1 bis 2 x pro Tag (dünn aufgetragen)	Die Behandlung sollte ca. 2 Wo. über die klinische Erscheinungsfreiheit hinaus fortgeführt werden (Rezidivprophylaxe)
Batrafen[R]	Ciclopiroxolamin	2 x tgl. auftragen	
Lamisil[R]	Terbinafin	1 bis 2 x pro Tag (dünn auftragen)	

Onychomykosen werden durch Dermatophyten, Hefen und selten durch fakultativ pathogene Schimmelpilze hervorgerufen. Prädisponierend wirken auch hier Mazeration und beim älteren Diabetiker mit Gefäßveränderungen das verlangsamte Nagelwachstum.

Klinisch finden sich Verfärbungen der Nägel, Onycholysen (Verdickung und Abhebung vom Nagelbett) und Onychodystrophien.

Am häufigsten ist die distale und laterale subunguale Onychomykose mit dem Endstadium der total dystrophischen Onychomykose.

Eine alleinige topische Anwendung von Antimykotika ist bestenfalls bei Befall eines einzigen Nagels oder begrenztem distalen Befall (bis ca. 50%) aussichtsreich. Bequem in der Applikation sind dabei Nagellacke, wie Batrafen- oder Loceryl-Nagellack.

Mit einer Erfolgsrate von bis zu 90% stellen die systemisch verabreichte Antimykotika insbesondere bei ausgeprägtem Mykosebefall oder Befall der Nagelmatrix die Therapie der Wahl dar.

Abb. 43: Streifenförmiger Pilzbefall des Großzehnagels

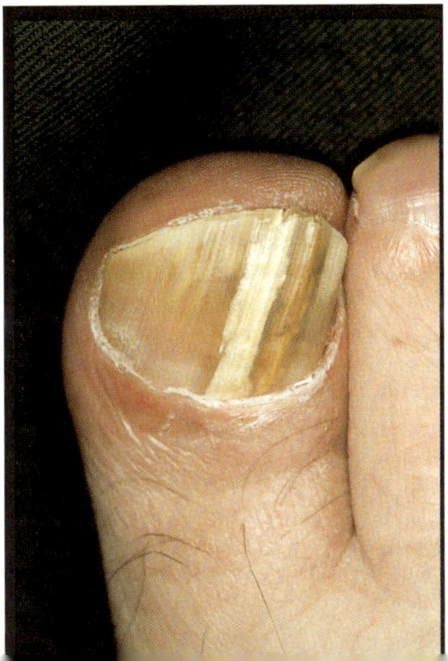

Substanz	Präparat	Dosis	Dauer
Ciclopirox	Nagel Batrafen®	1 bis 2 x/Wo. auftragen	6-12 Mon.
Amorolfin	Loceryl®-Lack	1 bis 2 x/Wo. auftragen	6-12 Mon.
Itraconazol	z. B. Sempera®	2 x 200 mg/d p. o. f. 1 Wo./Monat*	3 Mon.
Terbinafin	z. B. Lamisil®	1 bis 2 x 250 mg/d p. o.	3-6 Mon.

**Intervalltherapie*

Abb. 44: Empfehlungen zur antimykotischen Nageltherapie

An erster Stelle in der Behandlung der schmerzhaften Neuropathie steht die Forderung der nahezu - normoglykämischen Stoffwechseleinstellung. In mehreren Studien, zuletzt in der DCCT (1993) konnte belegt werden, daß langfristig normnahe Blutzuckerwerte zu einer signifikanten Reduktion der Inzidenz objektiver - und subjektiver Parameter der Neuropathie führen.

In der medikamentösen Behandlung der schmerzhaften Neuropathie haben sich unterschiedliche Substanzgruppen bewährt, obwohl der Behandlungserfolg im Einzelfall enttäuschend sein kann.

In unserer Klinik gilt das umseitige Therapiestufenschema.

Stufe	Substanz/Maßnahme	Tagesdosis	Anmerkung
I. Nahe-Normoglykämie	Diät, orale Antidiabetika, Insulin	Individuelle Anpassung	Ziel: HbA_{1c} < 7 %
II. Pathogenetisch begründbare Therapie	α-Liponsäure (Thiogamma®) Benfotiamin (Milgamma 100®)	600 mg als Infusion i. v. 3 x 100 mg bzw. 1 x 300 mg oral	Dauer: 3 Wochen Dauer: 6 Wochen
III. Topische Therapie, leichte NW	Capsaicin 0.075 % (Capsamol®)	2 bis 3 x topisch	Dauer: 8 Wochen
IV. Symptomatische Therapie, deutliche NW	*Trizyklische Antidepressiva* Amytriptylin (Saroten®) Desipramin (Pertofran®) Imipramin (Tofranil®) Clomipramin (Anafranil®)	 10 bis 150 mg 10 bis 150 mg 10 bis 150 mg 10 bis 150 mg	 TA 1. Wahl weniger NW variabler Effekt wenig Daten
V. Symptomatische Therapie, alternativ bei NW durch TA	*Antikonvulsiva* Carbamazepin (Carbagamma®)	200 bis 800 mg	langsame Dosissteigerung (insbes. bei Herz-Kreislauf-, Nieren- u. Leberschädigungen)
VI. Symptomatische Therapie, medikamentöse Ultima ratio	Tramadol (Tramal®) Mexiletin (Mexitil®)	50 - 400 mg (20 - 160 Tr.) 450 mg	Relativ toxisch EKG-Kontrollen

(NW = Nebenwirkungen; TA = Trizyklische Antidepressiva; mg = Milligramm; Tr. = Tropfen)

Abb. 45: Stufentherapie der symptomatischen diabetischen Polyneuropathie (modifiziert nach [10])

Das therapeutische Vorgehen bei der Behandlung der pAVK sollte sich an der Stadieneinteilung nach Fontaine orientieren.

Im Stadium I steht die Reduktion der bekannten Risikofaktoren (Hypertonus, Fettstoffwechselstörung, Nikotin etc.) im Vordergrund. Gehtraining sollte ein weiterer Eckpfeiler der Eigentherapie sein.

Die differentialtherapeutischen Optionen der Stadien II bis IV enthält Abb. (46).

Gute Erfahrungen haben wir medikamentös für die Stadien III und IV mit Prostaglandin E 1 gewonnen.

Therapie bei der peripheren arteriellen Verschlußkrankheit		
Stadium I	Stadium II	Stadium III u. IV
B e h a n d l u n g d e r R i s i k o f a k t o r e n		
	Gefäßtraining in einer Gefäßsportgruppe	
Körperliche Bewegung	Thrombolyse Angioplastie ASS Antikoagulantien Gefäßoperation (interventionelle Gefäßrekanalisation)	Gefäßoperation ggf. Angioplastie ggf. Thrombolyse Prostaglandin ASS Analgesie

Abb. 46: Therapieempfehlungen bei der pAVK

Einsatz von Alprostadil (Prostavasin[R]) zur Therapie der chronisch arteriellen Verschlußkrankheit im Stadium III bis IV n. Fontaine		
	Intravenöse Gabe	**Arterielle Gabe**
Dosierung pro Tag	3 Ampullen* Tagesdosis	0,5 bis 1 Ampulle*
Dauer der Infusion	60 min pro Ampulle (180 min)	60 bis 120 min/Ampulle mittels Infusionspumpe
Infusionsvolumen	50 bis 250 ml NaCl 0.9 %	50 ml NaCl 0.9 %
Behandlungsdauer (in Tagen)	20 bis 30	20 bis 30

Hinweis: Jeweils unter Berücksichtigung der Kontraindikationen und besonderer Präferenz bei Begleiterkrankungen (hier im besonderen die Herz- und Niereninsuffizienz)!
Zuerst kardiale/koronare Rekompensation, erst dann Infusions-Behandlung. Bei definierten Patienten (latente bzw. kompensierte Herz- bzw. Koronarinsuffizienz, Kreatinin > 1.5 mg/dl) auf Volumenbelastung achten: Nicht mehr als 50 bis 100 ml pro Tag infundieren (Perfusor). Sorgfältige Überwachung des Patienten während der Infusion (entspr. Herstellerangaben).

**1 Ampulle entsprechend 20 µg Alprostadil*

Abb. 47: Empfehlungen zum Einsatz von Alprostadil bei pAVK

5.8. Schulung

Die Schulung ist das Fundament jeder Diabetestherapie. Eine gesonderte Fußschulung sollte auf das Verständnis folgender Zusammenhänge hinwirken:

Die Hauptgefährdung, daß sich Fußläsionen entwickeln, erwächst dem Diabetiker durch den Verlust der Schmerz- und Temperaturempfindung.

Jede Prävention muß das Ziel haben, diese Veränderungen frühzeitig zu erkennen und dem Betroffenen bewußt zu machen (unseres Erachtens gehört das 10-g-Monofilament in Analogie zu einem BZ-Teststreifen auch in die Patientenhand).

Ferner sollte ihm vor Augen geführt werden, daß durch die Neuropathie (autonom, senso-motorisch) sich der Abrollvorgang (Druckverschiebung in den Vorfußbereich!), die Zehenstellung (Hallux valgus, rigidus usw.) und die Hautbeschaffenheit (Verlust der Schweißsekretion mit konsekutiver Austrocknung) ändern.

Komplettiert werden die Grundlagen durch die Besprechung des erhöhten Infektrisikos des Diabetikers und die Möglichkeit durch die konsequente Umsetzung der Schulungsinhalte, sein Amputationsrisiko zu halbieren.

Alle weiteren Lehrinhalte (siehe: Die 10 Fußgebote) ergeben sich aus diesen Grundlagen.

1. Inspizieren Sie täglich Ihre Füße.
2. Waschen Sie Ihre Füße täglich.
3. Trocknen Sie Ihre Füße sorgfältig ab, insbesondere auch zwischen den Zehen.
4. Pflegen Sie Ihre Füße mit feuchtigkeitsspendenden Cremes.
5. Feilen Sie Ihre Zehennägel gerade, lassen Sie Hühneraugen vom medizinischen Fußpfleger entfernen.
6. Laufen Sie nie barfuß oder in Strümpfen.
7. Verwenden Sie keine Wärmflasche oder ähnliches.
8. Tragen Sie Baumwollstrümpfe ohne Nähte oder beengenden Gummizug, lassen Sie Haut- und Nagelpilze rechtzeitig behandeln.
9. Achten Sie auf geeignetes Schuhwerk.
10. Desinfizieren und verbinden Sie auch kleinere Verletzungen und suchen Sie frühzeitig ärztliche Behandlung.

Abb. (48) Die zehn Fußgebote

Autor	Follow-up	Reduktion der Amputationsrate in %
Davidson (1981)	7 Jahre	50
Assal (1985)	4 Jahre	85
Edmonds (1988)	3 Jahre	50
Malone (1989)	1 Jahr	67

Abb. 49: Reduktion der Amputationsrate diabetischer Patienten durch strukturierte Schulung [7]

5.9. Wagner Klassifikation

Unter therapeutisch - prognostischen Gesichtspunkten betrachtet, hat sich die Klassifikation der pAVK - neuropathisch bedingten Fußläsionen nach Wagner bewährt:

Grad 0 Keine Läsion
Grad 1 oberflächliche Ulcera
Grad 2 tiefes Ulcus bis zur Gelenkkapsel, Sehnen oder Knochen
Grad 3 tiefes Uclus mit Abszedierung, Osteomyelitis, Infektionen der Gelenkkapsel
Grad 4 Begrenzte Vorfuß- oder Fersennekrose
Grad 5 Nekrose des gesamten Fußes

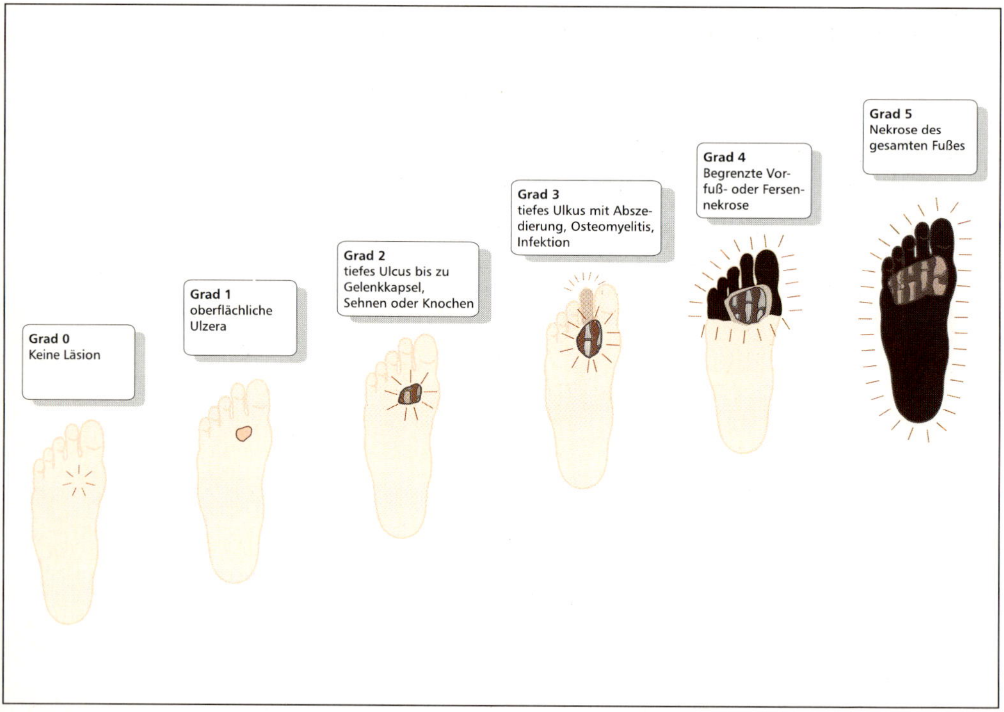

Abb. 50: Einteilung der Fußläsionen nach Wagner

Der wesentliche Entstehungsfaktor für die Fußläsion des Diabetikers ist die Neuropathie. Erst an zweiter Stelle folgt - obwohl im Bewußtsein von Ärzten und Patienten noch dominierend - die arterielle Durchblutungsstörung.

Da die Behandlung beider Krankheitsbilder einander entgegengesetzte Elemente enthält*, muß bereits bei der Anamnese, Inspektion und Palpation darauf geachtet werden, ob die Genese der Fußläsion neuropathisch (45%), arteriell (25%) oder aber neuropathisch/arteriell (30%) bedingt ist.

* Das Mal perforant du piéd bedarf der Druckentlastung durch die Schonung; die pAVK im Stadium I/II nach Fontaine kann entscheidend durch Gehtraining gebessert werden.

	Neuropathie	pAVK
Claudicatio-Symptomatik	nein	ja /nein
Fußläsion schmerzhaft	nein	ja
Haut	rosig, überwärmt	blaß / kühl
Hyperkeratosen der Fußsohle	ja	nein
Atrophie d. Mm. lumbricales u. interossei	ja	nein
Ödemneigung	ja	ja
akrale Läsion	(ja) / nein	ja
Mal perforans	ja	nein
ASR* / PSR* auslösbar	(ja) / nein	ja
Aa. dorsalis pedis /tibialis post. tastbar	ja	nein

ASR = Achillessehnenreflex
PSR = Patellasehnenreflex

Abb. 51: Kriterien zur Unterscheidung zwischen dem neuropathischen und dem ischämischen Fuß

5.9.1. Grad 0

5.9.1.1. Risikoklassifizierung

Für die Therapieempfehlung hat sich es bewährt, Diabetiker mit der Wagner-Klassifikation 0 unterschiedlichen Risikogruppen zuzuordnen.

Als Zuordnungskriterium gelten der Nachweis einer peripheren Neuropathie (Tip-Therm, C 128 Stimmgabel, Semmes-Weinstein-Monofilament), von Fußdeformitäten (Hallux valgus, H. rigidus malleus usw.) und die Vorgeschichte eines plantaren Ulcus.

Die Therapie berücksichtigt Schulung, Fußeinbettung sowie Häufigkeit der ärztlichen Kontrollen.

Unabhängig davon gelten die allgemeinen Empfehlungen der Fußpflege sowie Richtlinien der pAVK- und Neuropathiebehandlung.

Untersuchungsbefund	Risikogruppe 0	Risikogruppe 1	Risikogruppe 2
periphere Neuropathie	nein	nein	ja
Fußdeformitäten	nein	ja	ja
Plantares Ulcus in der Vorgeschichte	nein	nein	ja / nein

Abb. 52: Differentialtherapie des Wagner Grad 0

Therapie	Risikogruppe 0	Risikogruppe 1	Risikogruppe 2
Schlung	ja	ja	ja
dämpfende Einlagen („soft insoles“)	nein	ja	nein
spezielle Einlagen z. Druckentlastung	nein	nein	ja
Rezeptierte Schuhversorgung	nein	nein	ja
Ärztliche Kontrolle	1 x pro Jahr	2 x pro Jahr	4 x pro Jahr

In eigenen Untersuchungen fanden wir bei 4 von 10 Diabetikern (Wagner Klassifikation 0, Risikogruppe 1) Zehenfehlstellung. Bei nahezu jedem dritten Patienten ließ sich ein Hallux valgus nachweisen.

Da Zehenfehlstellungen leicht zu Druckläsionen führen, sollten die Schuhe der Risikogruppe 1 der Vorfußbereich nach dorsal sowie medial/lateral ausreichend Platz bieten.

Zehenfehlstellungen sind bei Diabetikern vor allem Ausdruck einer motorischen Neuropathie, in deren Folge es beim Abrollvorgang zu einer Druckerhöhung im Vorfußbereich kommt. Die Verordnung dämpfender Einlagen (soft insoles) ist deshalb sinnvoll.

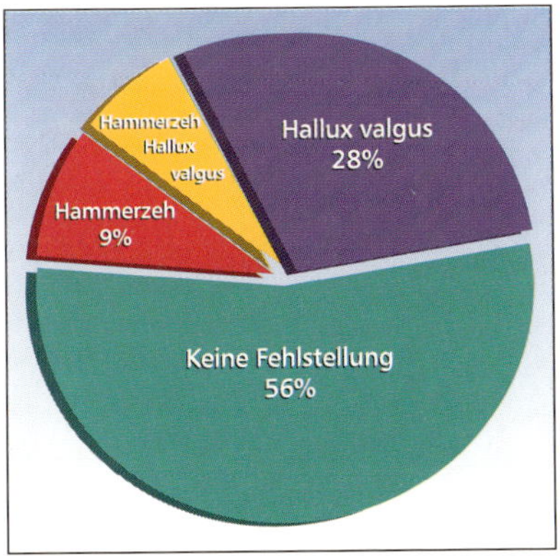

Abb. 53: Zehenfehlstellungen bei 230 Typ-2-Diabetikern

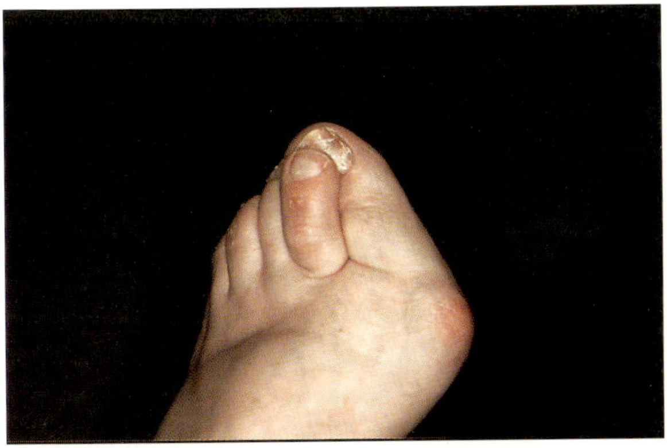

Abb. 54: Hallux valgus mit Druckstelle

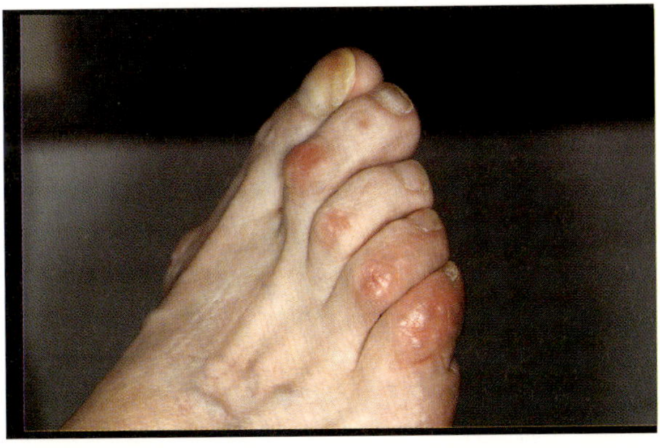

Abb. 55: Krallenzehen mit Druckstellen

5.9.1. Grad 0

5.9.1.2. Fußbettung

Addiert sich zur Zehendeformierung die sensorische Neuropathie (Risikogruppe 2), so kommt der Fußbettung eine zentrale Bedeutung zu, da in dem „nicht gespürten Trauma" die Hauptursache für die Entstehung von Fußläsionen gesehen wird (bei PCP-Patienten sind z. B. plantare Ulcera unbekannt).

Durch die Krallenbildung wird das Fettgewebspolster von den Metatarsalköpfchen gezogen, so daß keine schützende Dämpfung zwischen Knochen und Boden vorhanden ist. Der Knochen liegt „blank".

Im Kraft-Zeit-Diagramm (veranschaulicht durch das Fallen eines rohen Ei) entstehen deshalb beim Abrollen im Metatarsalkopf hohe Spitzendruckwerte. Eine Fußbettung reduziert durch Druckumverteilung die Spitzenwerte (das Druck-Zeit-Integral oder die Fläche unter der Kurve ändert sich jedoch nicht). Die Fußbettung entspricht der Forderung: „controlling the energy of a collision".

Wird ein zu weiches Material zur Dämpfung verwendet, kann sich der Rückstellvorgang der Einlage kritisch verlängern, so daß Belastungen, die in kurzer Folge auftreten (schneller Schritt, Jogging!), nicht mehr abgefedert werden (der Knochen liegt blank).

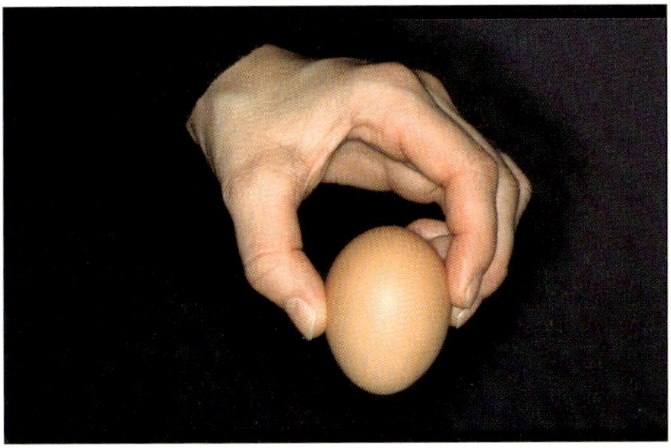

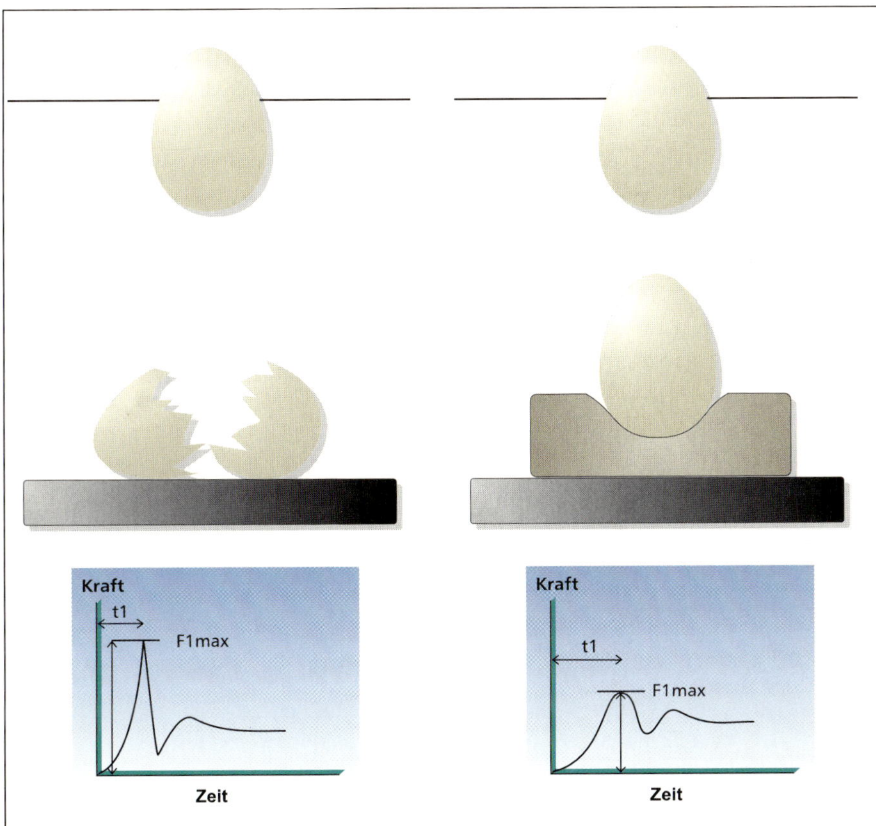

Abb. 56: Schematische Darstellung im Kraft-Zeit-Diagramm der un- bzw. gedämpften Druckbelastung des Metatarsalköpfchens beim Abrollvorgang

5.9.1. Grad 0

5.9.1.2. Fußbettung

Moderne Fußbettungen sind nach der Sandwichtechnik aufgebaut.

Durch Verwendung von Materalien unterschiedlicher Steifheit (Stiffness) und Ausformung (Remolding) der Einlage, Brandsohle und Sohle wird erreicht, daß der Abrolldruck (z. B. Metatarsalköpfe, Orte abgeheilter Ulcera) umverlagert wird in Fußabschnitte, die empirisch weniger gefährdet sind.

Eine alleinige Ausformung der Sohle ist vergleichbar mit einer verkürzten materialgleichen Feder, die verspätet zum „Tragen" kommt, nachdem die längeren Nachbarfedern ein Teil der Energie abgefangen haben.

Kombiniere ich das Ausformen der Sohle mit der Verwendung weicheren Dämpfungsmaterials in der „remolding zone", so kommt die verkürzte Feder (die sie umgebenden Federn sind steifer) noch später „zum Tragen der Abrollast".

In der Praxis sollte beachtet werden, daß alle Fußbettungen altern, d. h. ihre Fähigkeit der Druckumverteilung zeitabhängig verlieren. Ob elektronische Druckmessungen im Schuh sich zur Kontrolle eignen, muß abgewartet werden.

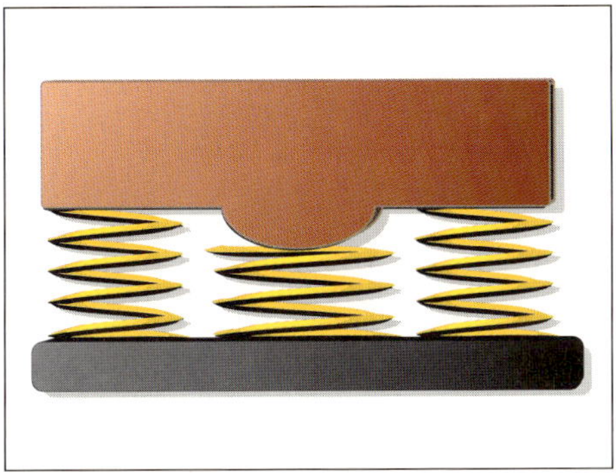

Abb. 57: Möglichkeit der Fußbettung: alleinige Aussparung in der Risikozone

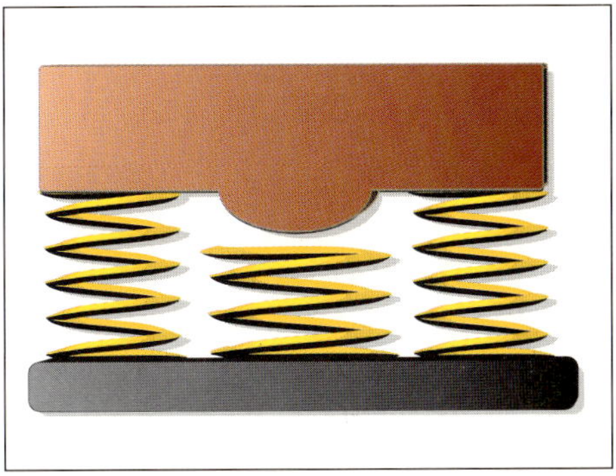

Abb. 58: Möglichkeit der Fußbettung: Kombination Ausformung der Sohle unter Verwendung weicherer Dämpfungsmaterialien in der "remolding zone"

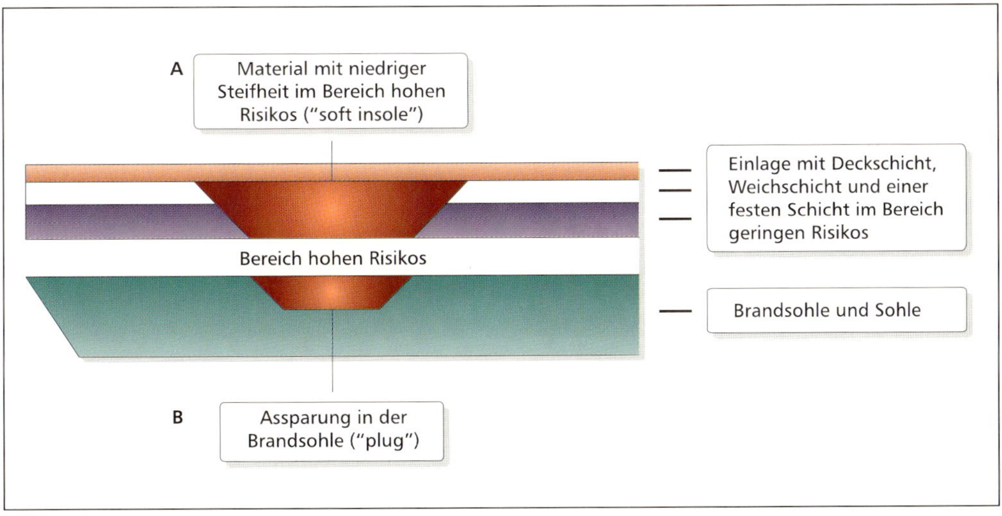

Abb. 59: Die moderne Fußbettung im Schema

5.9.2. Grad 1

In einer eigenen Studie von 95 Diabetikern mit Fußläsionen, die unserer Ambulanz zugewiesen wurden, dominierte in der Wagner-Klassifikation der Grad 2 vor den Graden 1 und 3. Eine Nekrose des gesamten Fußes (Grad 5) wurde in dem zurückliegenden Jahr von uns nicht beobachtet.

Obwohl die Behandlung der Fußläsionen der Grade 1 bis 4 im einzelnen stark voneinander abweichen kann, gibt es für alle Graduierungen gemeinsame Therapierichtlinien, die sich auf
a) Antibiotikagabe
b) Wundversorgung
c) Chirurgische Behandlung
d) Schuhversorgung
beziehen.

Bei allen Diabetikern mit Fußläsionen sollte das Fußskelett geröntgt werden, um osteoarthropathische oder osteomyelitischen Veränderungen zu erfassen. Fernerhin sollte bei Vorliegen einer pAVK die angiologische Diagnostik erweitert werden, um frühzeitig die Makroangiopathie zu behandeln.

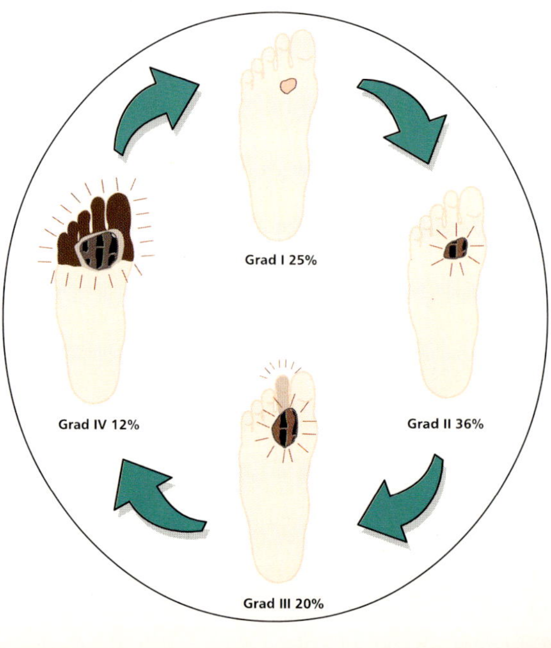

Abb. 60: Prozentuale Verteilung der Fußläsionen nach Wagner in unserer Fußambulanz bei einjähriger Beobachtungszeit

Im Vordergrund der Behandlung von Fußläsionen (Wagner Grad 1) steht neben der Wundversorgung der bei Infektionszeichen notwendigen Antibiotikagabe und dem gezielten Ausschluß einer pAVK die sofortige Druckentlastung des Mal perforant du pièd.
Am sichersten gelingt dies durch konsequente Bettruhe. Dieser Therapieweg ist aus Kosten- und Patientenakzeptanzgründen nicht unumstritten.
Ambulante Alternativen sind der Vorfußbelastungsschuh oder andere „den Fuß ummantelnde Konzepte", deren gemeinsames Ziel die Ruhigstellung und Druckentlastung ist.

Gute Erfahrungen haben wir in den zurückliegenden Jahren für diesen Wagner-Gefährdungsgrad mit dem „Total-Contact-Casting" gemacht, das (zumindestens bis die eigenen Erfahrungen ausreichen) in Zusammenarbeit mit z. B. Kollegen aus der Unfallchirurgie durchgeführt werden sollte. Die Vor- und Nachteile dieser Methode sind umseitig tabellarisch zusammengefaßt.

Abschließend sei darauf hingewiesen, daß nach erfolgreichem Wundverschluß für diese Patienten die oben angegebenen Empfehlungen der Wagner Graduierung 0 (Risikogruppe 2) gelten.

5.9.2. Grad 1

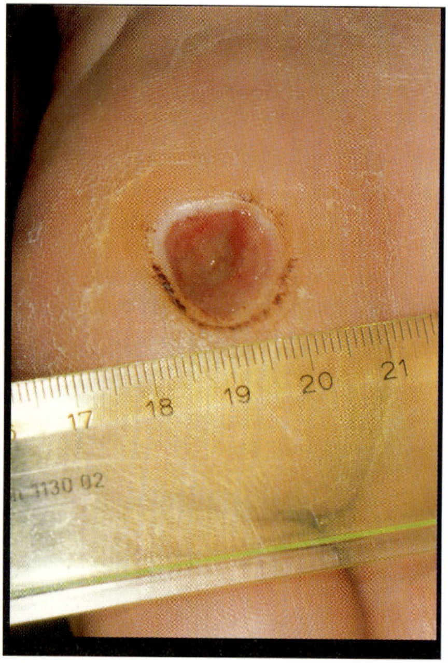

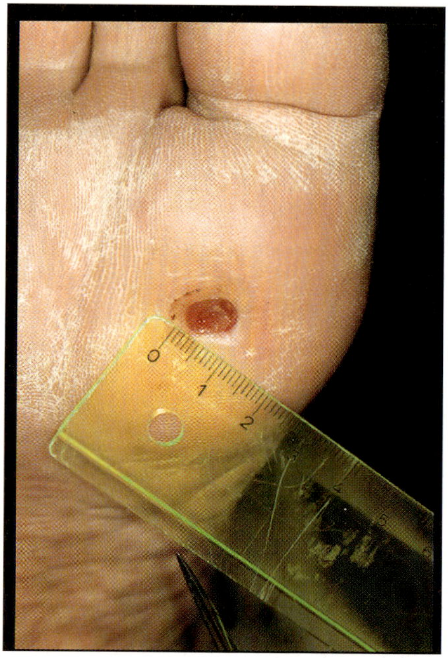

Abb. 61: Abheilung eines Ulcus perforans nach vierwöchentlicher Behandlung mit dem „Total-Contact-Casting"

Vorteile	Nachteile
ambulante Behandlungsform	Auftreten von Muskelatrophien
sichere Vorfußdruckentlastung	Möglichkeit von iatrogenen Druckulcerationen durch Fehlanpassung
niedrige Patienten Compliance notwendig	Möglichkeit der unbeobachteten Infektausbreitung

Abb. 62: Pro und Contra des „Total-Contact-Casting"

5.9.2. Grad 1

5.9.2.1. Antibiotikagabe

Diabetische Fußläsionen sind in der Regel mit einer Mischflora aus aeroben und anaeroben Bakterien besiedelt.

Die Wahl des Antibiotikums ist abhängig von den lokalen Wundverhältnissen und der Schwere des allgemeinen Krankheitsbildes. Eine Osteomyelitis ist immer anzunehmen, wenn die Wunde bis zum Knochen hinabreicht.

Antibiotika werden nur systemisch gegeben, ihre lokale Anwendung ist obsolet (Ausnahme: Antimykotika).

Proben zur Gewinnung von Bakterienkulturen und des Antibiogramms werden durch Spülaspiration oder Exzision von Gewebeteilchen gewonnen (Abstriche haben nur eine begrenzte Aussagefähigkeit).

Bereits im Vorfeld der noch ausstehenden Kultur- und Antibiogrammergebnisse beginnen wir bei Infektionszeichen „blind" mit der Antibiotikagabe.

Die Antibiotikabehandlung muß sich gegebenenfalls über mehrere Wochen erstrecken. Eine Osteomyelitis zwingt zur chirurgischen Entfernung des betroffenen Knochens (nur kleine, begrenzte Osteomyelitiden sind unter mehrmonatiger antibiotischer Behandlung zum Abheilen zu bringen).

Wagner Klassifikation	Antibiotikum	Substanzgruppe	Präparatenamen	Applikation	Dosis*
Grad I	Clindamycin[1]	Lincosamid	z. B. Sobelin[R] 300 Kps. z. B. Clindasaar[R] 300 Kps.	oral	4 x 300 mg/d
	Cefalexin	Cefalosporin	z. B. Oracef[R] 500/1000 mg	oral	1 bis 4 g/d
Grad II	Clindamycin[1]	Lincosamid	z. B. Sobelin[R] 600 Lsg.	i. v.	2 x 600 mg/d
bis	oder	oder	oder		
Grad IV	Clindamycin[1] + Piperacillin + Gentamycin[2]	Lincosamid Breitspektrum-Penicillin Aminoglykosid	z. B. Sobelin[R] 600 Lsg. z. B. Pipril[R] z. B. Refobacin[R]	i. v. i. v. i. v.	2 x 600 mg/d 3 x 2 g/d 1 x 240 mg/d

Anmerkung: Jeweils unter Berücksichtigung der Kontraindikationen und besonderer Präferenzen bei Begleiterkrankungen.
[1] Als wesentliche unerwünschte Nebenwirkung ist das Auftreten pseudomembranöser Colitiden beschrieben.
[2] Zur Vermeidung einer (reversiblen) Nierenschädigung wird eine regelmäßige Creatinin-Clear.-Bestimmung empfohlen

Abb. 63: Empfehlungen zur „blinden" Antibiotikatherapie bei unterschiedlichen Graden der Wagner Klassifikation

5.9.2. Grad 1

5.9.2.2. Wundversorgung

Die Wundversorgung der diabetischen Fußläsion sollte sich an den physiologischen Phasen der Wundheilung orientieren:

a) Blutstillung
Nach einer Verletzung ziehen sich die Gefäße zusammen und das Gerinnungssystem wird aktiviert. Es bildet sich ein lockerer Wundverschluß aus einem Fibrin durchsetzten Thrombus, der im weiteren Wundverlauf wieder aufgelöst wird.

b) Entzündung
In der Folge erscheinen Granulozyten und Makrophagen - chemotaktisch angelockt - in der Wunde. Ihre Aufgabe liegt in der Infektabwehr und in der Entfernung von abgestorbenem Gewebe.

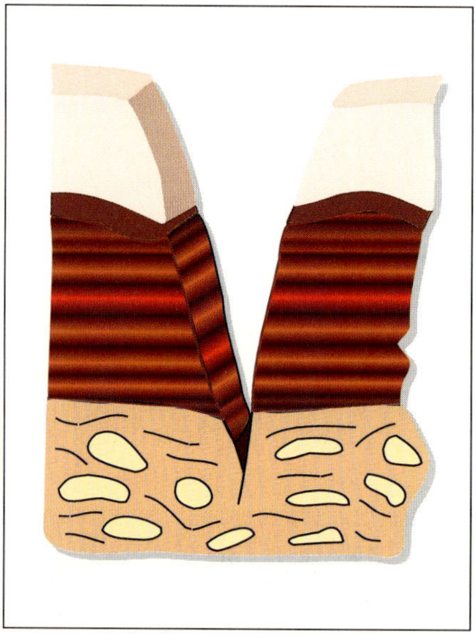

Abb. 64: Frische Wunde

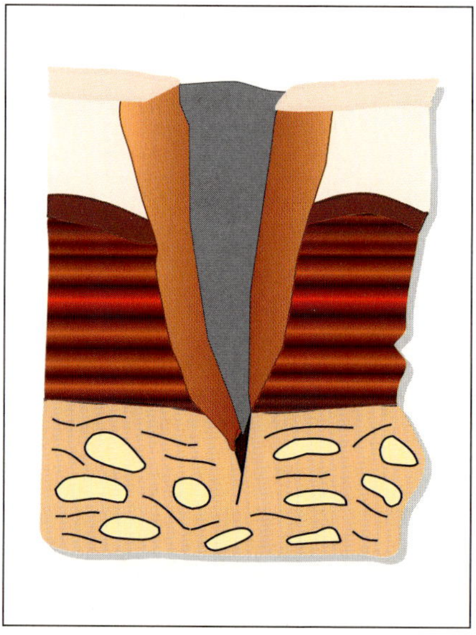

Abb. 65: Blutstillung und Entzündung

c) Granulation

Durch Wachstumsfaktoren stimuliert, sprießen im weiteren Verlauf Gefäßendothelzellen und Fibroblasten in die Wundhöhle ein. Überwiegen am Anfang die Gefäßendothelzellen, so nimmt die Zahl der Fibroblasten mit Alterung der Wunde stetig zu. Es verschwinden die Leukozyteninfiltrate und die gesteigerte Vaskularisation. In den Vordergrund rückt die fibroblastäre Kollagensynthese, die der Wunde zunehmend strukturelle Festigkeit und Integrität verleiht. Vor dem Wundverschluß werden die Kollagene einem Remodeling unterzogen, das dem Granulationsgewebe noch weitere Festigkeit verleiht.

d) Wundverschluß

Mit Umwandlung von Fibroblasten in Myofibroblasten - vorwiegend am Wundrand - beginnt sich die Wunde kontraktil zu verschließen. Der Verschluß zwischen internem und externem Milieu erfolgt abschließend über in die Wunde einwandernde Basalzellen, die ein mehrschichtiges verhornendes Plattenepithel aufbauen.

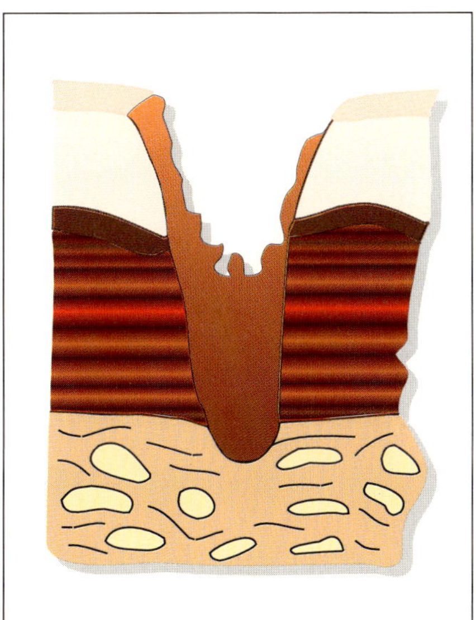

Abb. 66: Granulation

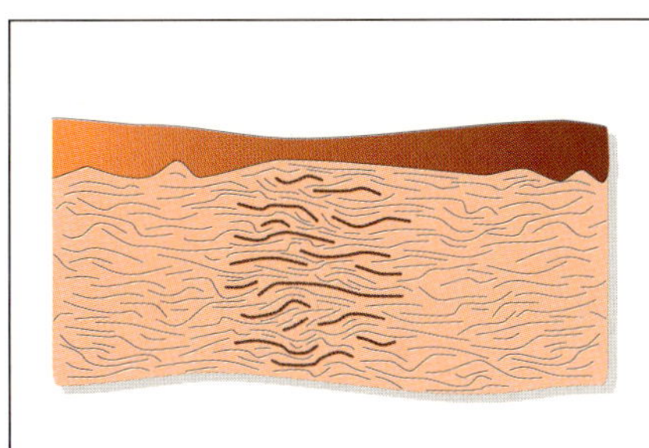

Abb. 67: Wundverschluß

5.9.2 Grad 1

5.9.2.2. Wundversorgung

Die sekundäre Wundheilung diabetischer Fußläsionen wird gebremst durch Infektionen, erhöhten Druck auf das Gewebe, nicht ausreichender Durchblutung und unbefriedigende Stoffwechseleinstellung. Diesen Faktoren sollte parallel zur lokalen Wundversorgung, die sich an den physiologischen Heilungsphasen orientiert, Rechnung getragen werden.

Entzündung

Das Therapieziel in dieser Phase ist es, nekrotisches und infiziertes Gewebe zu entfernen sowie Sekret und Eiter abzuleiten. Dazu zählt die regelmäßige mechanische Nekrosektomie. Im Intervall spülen wir mit Ringer-Lactat-Lösung und verschließen die Wunde mit einer sterilen Mullkompresse.

Alternativ dazu bietet sich eine enzymatisches Débridement an, dessen Überlegenheit unseres Erachtens nicht bewiesen ist und von uns deshalb aus Kostengründen nicht eingesetzt wird.

Die lokale Infektionsbekämpfung halten wir für entbehrlich. Alle Antiseptika hemmen die Zellproliferation und damit die Wundheilung oder fördern allergische Hautreaktionen.

Bei Vorliegen einer Infektion behandeln wir zunächst „blind" und nach Austestung gezielt antibiotisch - systemisch.

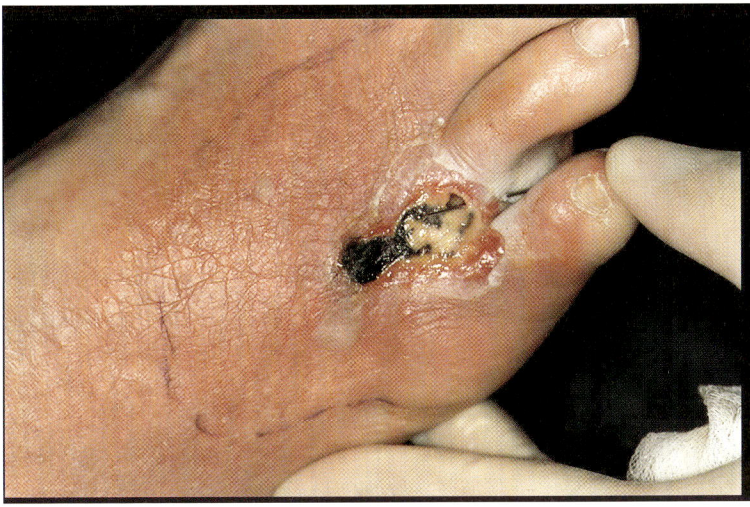

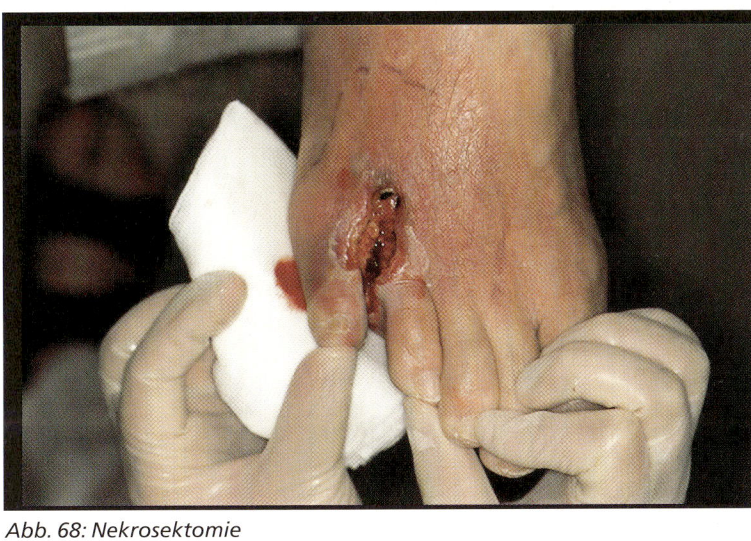

Abb. 68: Nekrosektomie

5.9.2 Grad 1

5.9.2.2. Wundversorgung

Granulation

Ziel der Behandlung in dieser Phase ist es, optimale Wachstumsbedingungen für das Granulationsgewebe zu schaffen.

Wundheilungsstudien haben belegt, daß die Granulation stark durch Austrocknung und Absinken der Wundtemperatur (< 26° nahezu Stillstand!) gebremst wird.

Aus diesem Grunde schaffen wir ein feuchtes Wundmilieu durch kontinuierliche Spülung (Ringer - Lactat) über eine Infusionspumpe. Der Katheter wird dabei direkt in die Wunde plaziert. In Abhängigkeit von der Spülgeschwindigkeit liegt die Wundtemperatur - wie eigene Untersuchungen zeigten - nach Verschluß mit sterilen Wund-Watte-Kompressen über 30° C.

Alternativ dazu gibt es eine große Zahl von Wundauflagen, die sich die Aufgabe stellen, die Wunde (okklusiv oder semiokklusiv) zu verschließen, über Flüssigkeits-absorbierende Eigenschaften zu verfügen und bei Entfernung den Wundgrund wenig zu verletzen (non adherent). Gute Erfahrungen haben wir mit Hydrokolloidverbänden gemacht.

Wundverschluß

In der Phase des Wundverschlusses wird die Epithelisierung durch die Basalzellen erfolgreich durch Fett-Gaze-Wundauflagen gefördert. Abschließend muß noch betont werden, daß alle Phasen der Wundheilung photodokumentiert werden sollten, um zu subjektiven Einschätzungen (genauso gut, schlechter usw.) vorzubeugen.

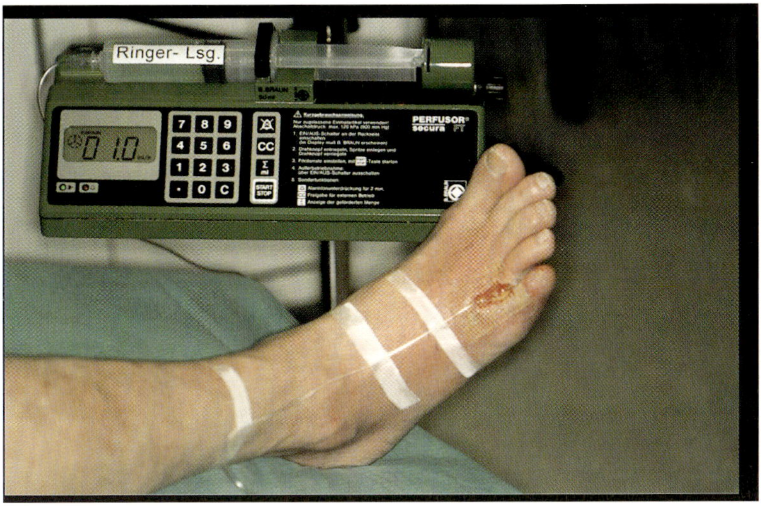

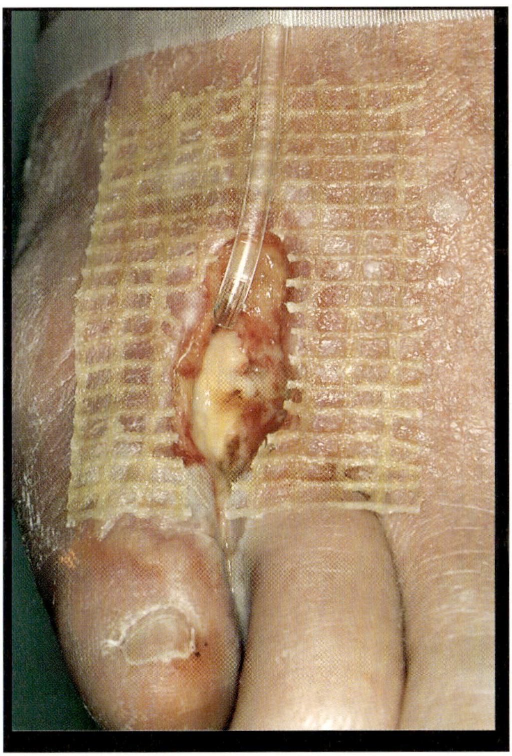

Abb. 69: Spülung mit Ringer-Laktat-Lösung

5.9.2. Grad 1

5.9.2.3. Chirurgische Behandlung

Die chirurgische Behandlung der Wagner Grade 2 bis 4 ist als notfallmäßig einzustufen und umfaßt die Maßnahmen debridierende Gewebsresektionen, breite Eröffnung von Phlegmonen/Abszessen, Knochenresektionen und Grenzzonenamputationen.

Die „amputation limitée" bedeutet ein offenes Absetzen weit in der Peripherie „im nekrobiotischen Grenzbereich" mit der Option der späteren orthopädischen Amputation an typischer Stelle.
Aus chirurgischer Sicht steht deshalb der „nekrotische Teufelskreis" im Vordergrund, der durch die akrale Ischämie und den plantaren Druck seine Drehgeschwindkeit erlangt.

Die Frage, wann der Chirurg in die Behandlung mit eingebunden werden sollte, läßt sich mit „von Anfang an" beantworten. Im Behandlungskonsensus muß jedoch von dem operativen Partner eine „zupackende Geduld" gefordert werden.
Da das Amputationsrisiko vor allem durch die pAVK bestimmt wird, darf neben der notfallmäßigen chirurgischen Behandlung des „nekrotischen Teufelskreises" die notwendige operative Gefäßrekonstruktion nicht vergessen werden.

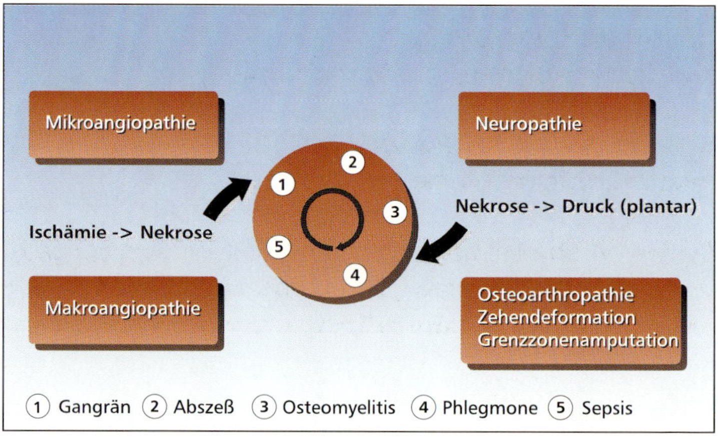

Abb. 70: Der nekrotische Teufelskreis (modifiziert nach [1])

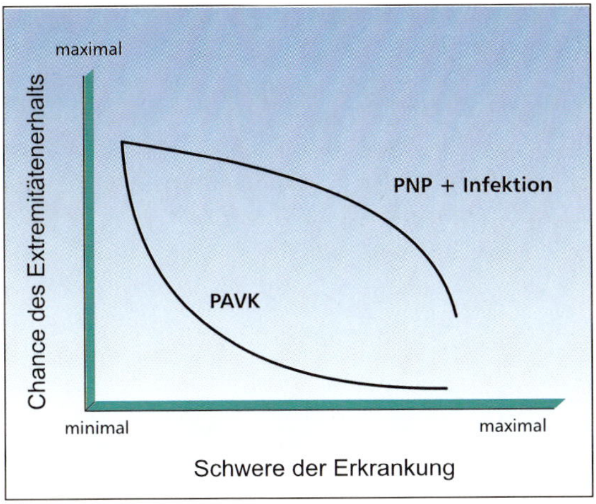

Abb. 71: Amputationsrisiko bei Polyneuropathie (PNP) bzw. arterieller Verschlußkrankheit (pAVK) in Abhängigkeit von der Schwere der Erkrankung [2]

5.9.2.4. Schuhversorgung

In der Schuhversorgung orientieren wir uns an den Qualitätsempfehlungen der Deutschen Diabetes-Gesellschaft (DDG)

Einteilen nach Risikogruppen

Ia: *Diabetes mellitus ohne PNP/AVK*:*
Konfektionsschuh

Ib: *wie oben, mit Fußdeformität:*
orthopädische Einlagen, Schuhzurichtung

IIa: *Diabetes mellitus mit PNP/AVK:*
geeigneter konfektionierter Schutzschuh

Minimalkriterien für solch einen Schuh sind zum Beispiel genügend Zehenraum, ausreichende Breite, Fehlen von Nähten im Vorderschuh, weiches Leder, herausnehmbare Fußbettung mit Weichpolsterung und

Reduktion von Druckspitzen um mindestens 30 Prozent im Metatarsalbereich. Keine harten Vorderkappen.

IIb: *wie oben, mit Fußdeformität:*
Konfektionierter Schutzschuh soweit geeignet; bei entsprechenden Fußdeformitäten Schuhzurichtungen und/oder individuelle diabetesadaptierte Fußbettungen, ggf. Maßschuhe.

Kontrolle der Bettungen und regelmäßige Erneuerung.
III: *Fuß wie II und Zustand nach Ulcus:*
Maßschuhe wie II.

IV: *Fuß wie II und hochgradige Deformität bzw. Osteoarthropathie:*
Maßschuhe, Orthesen, Innenschuhe.

V: *Zustand nach Fußteilamputationen:*
Wie IV plus Zehen- und Vorfußersatzprothesen. Es besteht die Notwendigkeit, auch die Effektivität von Maßschuhen mit individuell gearbeiteten Fußbettungen in Studien nachzuweisen, da derzeit keine Standardisierung bezüglich Materialien und Aufbau von Maßschuhen für den diabetischen Fuß bestehen.

VI: *Schuhversorgung bei akuten Ulcera etc.*
Hier kommen verschiedene Entlastungsschuhe und Entlastungsorthesen zum Einsatz bei Plantarulcera und Verbandsschuhe bei nicht plantaren Ulcera.

* PNP = Polyneuropathie
AVK = Arterielle Verschlußkrankheit

5.9.3. Grad 2/3

Bei sekundären heilenden Fußwunden (Wagner Klassifikation Grad 2 und 3) steht neben der Druckentlastung, die bei diesen Patienten nur durch konsequente Bettruhe erfolgen sollte , der „Teufelskreis der Nekrosen" im Therapiezentrum*.

Es sollte deshalb frühzeitig die Zusammenarbeit mit dem Chirurgen gesucht werden, um den Zeitpunkt des operativen Debridement, der Abszeß - und Phlegmoneneröffnung, der Knochenentfernung und der Grenzzonenamputation nicht zu verpassen.

Bei allen Diabetikern dieser Gefährdungsstufe muß eine röntgenologische Untersuchungen des Fußes erfolgen, da bei Wunden, die bis zum Knochengerüst hinabreichen, nahezu immer eine Osteomyelitis vorliegt.

Die antibiotische Behandlung muß intravenös erfolgen und sollte vor Austestung „blind" begonnen werden. Lokale Antibiotika- und Antiseptikagabe lehnen wir ab.

Der Wundheilungsprozeß erstreckt sich - trotz optimierter Therapie - nicht selten über Wochen. Ist die Wunde verheilt, trägt sie ein sehr hohes Risiko des Ulcusrezidivs. Für diese Patienten sollten deshalb alle Möglichkeiten der Fußbettung und Schuh- und Orthotesenversorgung genutzt werden.

* das Total-Contact-Casting ist bei diesen Patienten kontraindiziert, da unbeobachtete Infektionen einen tödlichen Krankheitsverlauf auslösen können

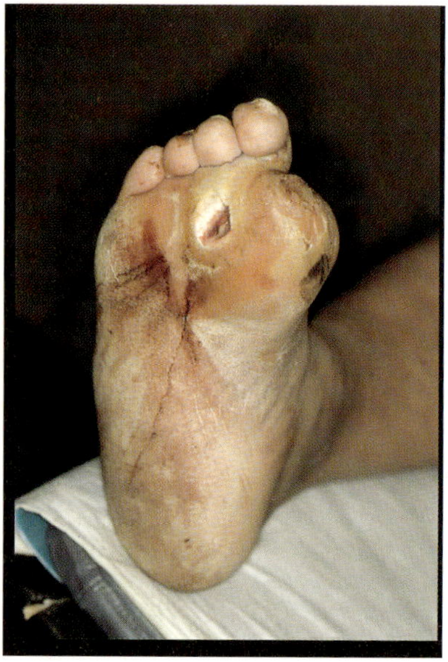

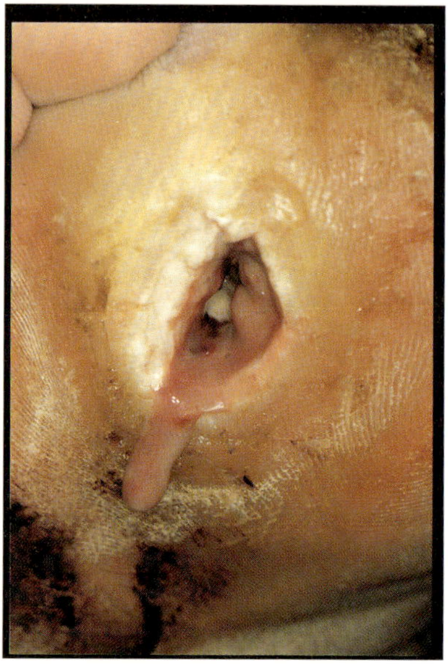

Abb. 72: Tiefes Ulcus mit Abszedierung und Osteomyelitis

5.9.3. Grad 4/5

Die lokale Gangrän (Wagner Klassifikation Grad 4) ist am häufigsten an den Zehen, aber auch an der Ferse zu beobachten. Die digitale Gangrän kann Ausdruck einer pAVK oder auch Folge von septischen Thromben/ Kompressionen von außen sein, da die arterielle Strombahn einer Gefäßendstrecke entspricht.

Da in der Wertung beider Ursachen die Makroangiopathie dominiert, gilt es an oberster Stelle, durch Angiographie zu klären, ob im Einzelfall die Lumen rekonstruktive Maßnahme (lokale Thrombolyse, Katheter-dilatation, Bypass) oder die alleinige Verbesserung der Blutfließeigenschaften (Hämodilution, vasoaktive Stoffe, ASS, Antikoagulation) den „richtigen" Therapieweg darstellt. Trotz aller Bemühungen enden beide Wege nicht selten in der Minor- oder Major-Amputation*.

* Diabetiker mit dem Wagner-Gefährdungsgrad 4 haben im Vergleich zum Grad 1- 3 das höchste Amputationsrisiko (in eigenen Untersuchungen über 50%).

Wir sind keine Befürworter der Autoamputation oder der sich selbst limitierenden digitalen Mumifizierung, da nur wenig Patienten der Sinn eines solchen täglichen bei der Visite erneuerten optimistischen Behandlungsnihilismus zu vermitteln ist.

Alle Patienten, bei denen eine Amputation im Extremitätenbereich durchgeführt wurde, sind durch die grundlegende Veränderung der Laufstatik hoch gefährdet, sowohl am „kranken" als auch am „gesunden" Bein neue Läsionen zu entwickeln. Ihnen sollte deshalb präventiv ein sehr hohes Maß an Aufmerksamkeit zukommen.

Diabetiker mit einem ausgedehnten Gangrän, welche große Teile des Fußes erfaßt hat, (Grad 5 nach Wagner) werden in unserer Klinik nicht „internistisch aufschiebend" behandelt. Diese nahezu immer multimorbiden Patienten gehören unmittelbar in die Hand des Chirurgen, mit dem man täglich vertrauensvoll (durch Erfahrung) zusammenarbeitet.

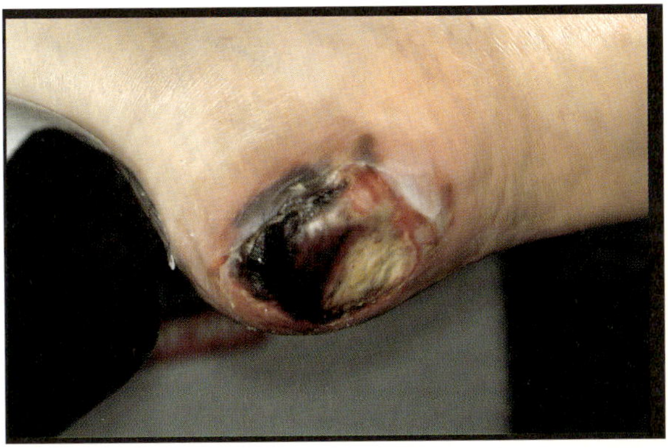

Abb. 74: Gangrän der Ferse

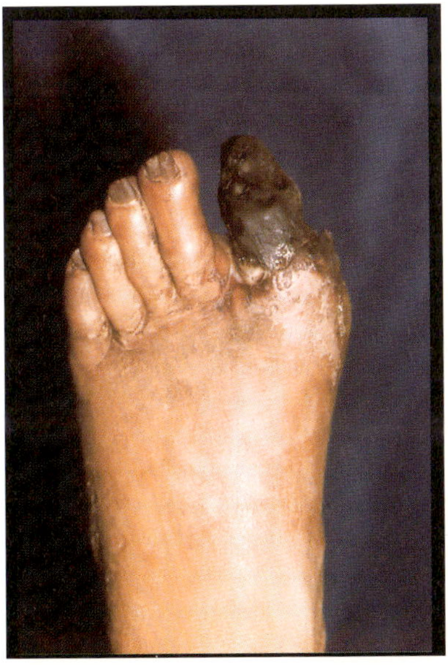

Abb. 73: Mumifikation der Großzeh

Diabetologische Fußambulanz am St. Bonifatius Hospital Lingen

Chefarzt Prof. Dr. med. R. Zick

Erstuntersuchungsbogen *Datum:_._.19_*

Name:	
Station/amb.:	
geb.	
Alter:	Jahre
Hauttyp:	trocken
	feucht
	normal
Risikofakt.:	Adipositias
	Nikotin
	Hypertonie
Sonstiges:	

Diabetes Typ:	1
	2
	sonstiges

Diabetesdauer:	Jahre
HbA_{1c}-Wert	%

Schuhversorgung:	adäquat
	inadäquat
	rechts
	links

Untersuchungsbefund:
Ulcusgröße
(∅) in cm:

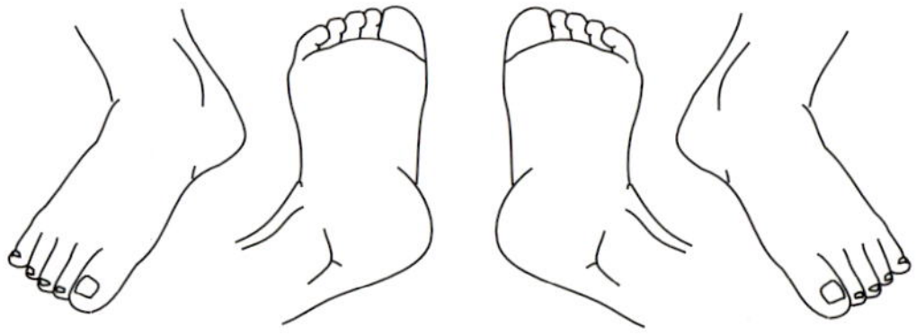

rechter Fuß *linker Fuß*

(Zutreffendes bitte durch (X) markieren)

- ☐ Kribbelparästhesien
- ☐ Taubheitsgefühl
- ☐ Brennen in den Füßen
- ☐ sonstige Mißempfindungen
- ☐ Trockene, schwitzige Haut
- ☐ Fußdeformierung
- ☐ Nagelmykose
- ☐ Hyperkeratose
- ☐ Interdigitalmykose
- ☐ Feuchte diabet. Gangrän
- ☐ Trockene diabet. Gangrän
- ☐ Entzündliche Infiltration
- ☐ Fascie sichtbar
- ☐ Knochen sichtbar
- ☐ scharfe Abgrenzung z. Umgebung

- ☐ Art. dorsalis pedis re. tastbar
- ☐ Art. dorsalis pedis li. tastbar
- ☐ Art. tibialis post. re. tastbar
- ☐ Art. tibialis post. li. tastbar

Claudicatio intermittens
- ☐ Nein
- ☐ Ja
  - ☐ Gehstrecke > 200 m
  - ☐ Gehstrecke < 200 m
  - ☐ Ruheschmerz

RATSCHOW-Test
- ☐ Abblassen d. Fußes bei Anheben über die Horizontale
- ☐ Hyperämie (5 - 10 sec.)
- ☐ Venenfüllung

Apparative Untersuchung:

Semmes-Weinstein-Monofilament:

	MTK I	MTK II	MTK V	Ferse	Dorsum pedis	Beurteilung
rechts						
links						
(+)= *positiv* (-) = *negativ* (Normwerte: *positiv*)						

Stimmgabel (C 128):

	Malleolus med.	Dorsum pedis	Beurteilung
rechts	/8	/8	
links	/8	/8	
(Normwerte: Pat. < 40 Jahre: >/= $^6/_8$ Pat. > 40 Jahre: >/= $^5/_8$			

Tip - Therm:

	Vorfuß	Unterschenkel	Beurteilung
rechts			
links			
(+) = *positiv* (-) = *negativ* (Normwerte: *positiv*)			

Hidrometer:

	Messung 1 (µS)	Messung 2 (µS)	Beurteilung
Hände			
Füße			
(Normwerte: Hände > 40 µS Füße > 50 µS) (nach Ausschluß von Schwitzartefakten)			

Peripherer Doppler (mmHg):

	A. dorsalis pedis	A. tibialis post	A. radialis	Beurteilung
rechts				
links				
(Normwerte: Dopplerindex (syst. Knöchelarteriendruck/syst. Druck d. A. brachialis) > = 1.0 Beachte: paradox hohe Werte bei Patienten mit Mediasklerose!				

Gesamtbeurteilung:

Procedere ○ Bakteriologie Röntgen ○ Vorfuß ○ Ferse ○ Photodokumentation

7. Literatur

1. Brunner U.; Zollinger; H.:
Der diabetische Fuß aus Sicht des Chirurgen
Der diabetische Fuß / hrsg. von Wolfgang Hepp; 17, Abb. 1
Blackwell Wissenschafts-Verlag, Berlin Wien, 1996

2. Chantelau, E.:
Die Untersuchung der Füße
Diabetes mellitus/hrsg. von M. Berger; 79, ABB. 9-1
Urban&Schwarzenberg 1995.

3. Chantelau, E.:
Die Untersuchung der Füße
Diabetes mellitus/ hrsg. von M. Berger; 80, Tab. 9-1
Urban&Schwarzenberg 1995

4. Chantelau, E.:
Die Untersuchung der Füße
Diabetes mellitus/ hrsg. von M. Berger; 83, Abb. 9-5 b

5. Janka, H.U.; Stand, E.; Stiegler, H.; und Standl, R.:
Angiopathien beim Diabetes mellitus
Diabetologie in Klinik und Praxis
3. neubearbeitete Auflage, 433, Abb. 1810,
Georg Thieme Verlag, 1994.

6. Standl, E.; Stiegler, H.; Janka, U.H. und Hillebrand, B.;
Der diabetische Fuß
Diabetologie in Klinik und Praxis,
3. neubearbeitete Auflage, 566, Abb. 23.6
Georg Thieme Verlag 1994.

7. Standl. E.; Stiegler, H.; Janka, U.H. und Hillebrand, B.:
Der diabetische Fuß
Diabetologie in Klinik und Praxis
3. neubearbeitete Auflage; 576, Tabelle 23.7
Georg Thieme Verlag 1994.

8. Zick, R.; Staudenmeyer, A.:
Diagnose des diabetischen Fußsyndroms
Z. Allg. Med. 1996; 72: 575 - 576
Hippokrates Verlag GmbH, Stuttgart 1996

9. Zick, R.; Hilling, A.; Hilmes, R.; Lake, M.; Rudolpf, R.:
Die Leitwertmessung
z. Allg. Med. 1998; 74: 498 - 501
Hippokrates Verlag GmbH, Stuttgart 1998

10. Ziegler MD, Dan:
Pharmacological Treatment of Painful Diabetic Neuropathy
CLINICAL MANAGEMENT OF DABETIC NEUROPATHY /
Edited by Aristides Veves; Chapter 10, 155, Table 1
Humana Press Inc., 1998

Weitere Literatur, insbesondere zu den eigenen Untersuchungen, bei den Autoren

A Polyneuropathie-Diagnose-Set

bestehend aus:
1 Semmes-Weinstein-Monofilament
1 Schmerzempfindungs-Skala
1 Stimmgabel nach Rydel-Seiffer
50 Neurotips
1 Gebrauchsanleitung

Anbieter: Wörwag Pharma GmbH & Co,
Calwer Straße 7, 71034 Böblingen

B Tip-Therm

Anbieter: Tip therm® GmbH, An St. Swidbert 11, 40489 Düsseldorf

C Hidrometer

Anbieter: Tip therm® GmbH, An St. Swidbert 11, 40489 Düsseldorf